Dr Laurent GRAVIER

ANCIEN INTERNE DES HÔPITAUX
MONITEUR D'HISTOLOGIE A LA FACULTÉ DE MÉDECINE
DE LYON

L'ALTERNANCE DU CŒUR

ÉTUDE CRITIQUE ET CLINIQUE

Avec 99 figures dans le texte

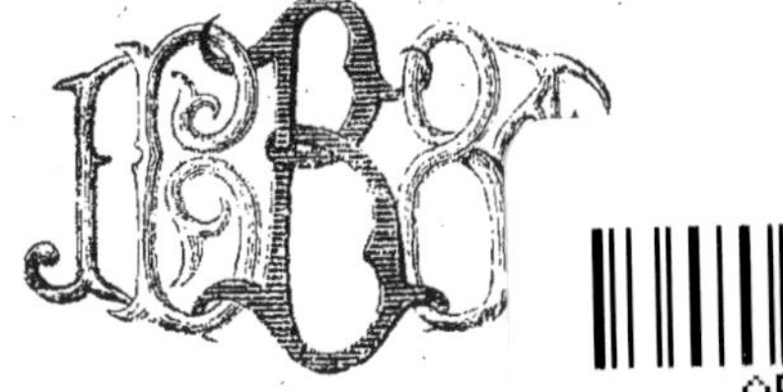

PARIS
LIBRAIRIE J.-B. BAILLIÈRE & FILS
19, RUE HAUTEFEUILLE, 19

1914

L'ALTERNANCE DU CŒUR

ÉTUDE CRITIQUE ET CLINIQUE

Dr Laurent GRAVIER

ANCIEN INTERNE DES HÔPITAUX
MONITEUR D'HISTOLOGIE A LA FACULTÉ DE MÉDECINE
DE LYON

L'ALTERNANCE DU CŒUR

ÉTUDE CRITIQUE ET CLINIQUE

Avec 99 figures dans le texte

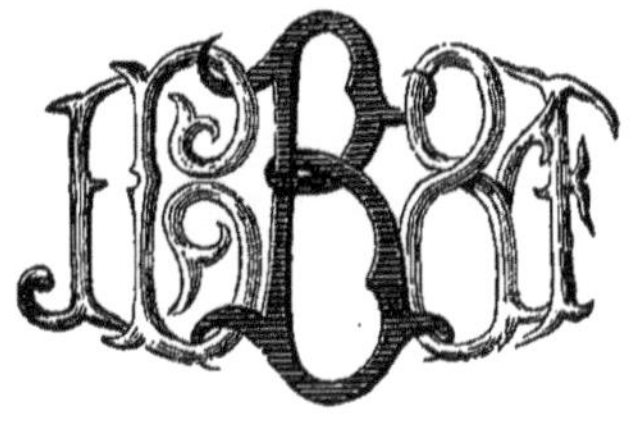

PARIS
LIBRAIRIE J.-B. BAILLIÈRE & FILS
19, RUE HAUTEFEUILLE, 19

1914

L'ALTERNANCE DU CŒUR

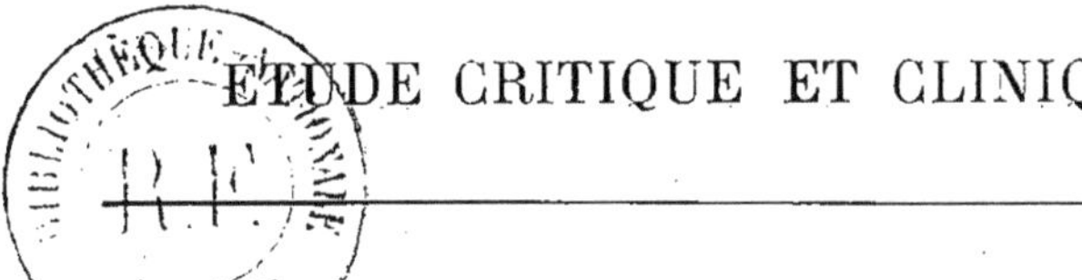

ÉTUDE CRITIQUE ET CLINIQUE

INTRODUCTION

Au cours de notre internat dans le service de notre maître, le Dr L. Gallavardin, il nous fut donné d'examiner plusieurs cas de pouls alternant. Leur observation permit quelques constatations à la publication desquelles notre maître voulut bien nous associer. L'étude de cette arythmie que nous n'avions alors qu'ébauchée nous apparut très vite fort intéressante; l'absence de tout travail d'ensemble quelque peu complet et le petit nombre de données cliniques précises nous engagèrent à en faire le sujet de notre thèse inaugurale.

Ce travail ne fut pas sans nous apporter quelques déconvenues. Nous nous aperçûmes tout d'abord que le *pouls alternant*, tel que l'avaient surtout étudié les cliniciens, n'était, malgré son importance, qu'une partie de la question. C'est l'*alternance du cœur* qui doit être étudiée, d'où le titre beaucoup plus compréhensif que nous avons choisi. Cela ne pouvait que nous être agréable, car l'intérêt du sujet grandissait encore. Mais, dès lors, les données précises que pouvait nous fournir l'expérimentation devenaient beaucoup plus rares, souvent contradictoires avec les différents auteurs, et des questions de mots quelque peu exaspérantes venaient compliquer un sujet déjà délicat. Enfin, l'étude clinique, disposant de méthodes moins précises que la physiologie, ayant à tenir compte de nombreuses causes d'erreur, est souvent gênée par des causes indépendantes de la volonté; aussi est-il difficile d'obtenir des résultats sans lacunes.

Grâce à la bienveillance de notre maître, le Dr Gallavardin, à qui nous devons tous nos tracés ainsi que nos observations et qui ne cessa de nous guider de ses conseils, notre tâche fut rendue plus aisée. En nous envoyant en Allemagne pour une mission d'études, le Conseil de la Faculté de Médecine nous permit de causer de notre sujet avec ceux-là mêmes qui l'avaient le mieux étudié.

Les conclusions auxquelles nous a amené notre étude ne sont pas aussi fermes que nous l'avions espéré. C'est que l'alternance est beaucoup plus du ressort de la physiologie que de la clinique, et la physiologie cardiaque est, à l'heure actuelle, en pleine évolution. La clinique doit ici marcher dans l'ombre de la physiologie, mais elle la récompense de son aide si précieuse en lui fournissant d'utiles renseignements et en confirmant ses déductions pathogéniques.

Nous diviserons l'étude de l'alternance en trois points principaux.

Dans une PREMIÈRE PARTIE, réservée à la *séméiologie de l'alternance*, nous étudierons les caractères de l'alternance cardiaque, son évolution, ses moyens d'étude.

Dans une DEUXIÈME PARTIE, nous ferons l'étude critique des *théories pathogéniques* de ce trouble si particulier.

Enfin, dans une TROISIÈME PARTIE, exclusivement *clinique*, nous verrons les conditions étiologiques où se présente l'alternance chez l'homme, ainsi que les déductions pronostiques et thérapeutiques qu'elle doit inspirer au médecin. Pour cette dernière étude, aux travaux de nos prédécesseurs, nous ajouterons une contribution personnelle de quarante observations. Nous aurions pu en produire un plus grand nombre mais nous n'avons conservé que les observations où la preuve graphique de l'alternance avait été faite. De plus, nous avons tenu à ne donner que celles qui avaient été suivies par un même observateur, afin de ne pas leur enlever leur importance statistique.

Avant d'entrer dans le vif de notre sujet, nous devons rapidement rappeler et préciser ce que l'on doit entendre sous le nom d'alternance du cœur, et nous montrerons dans un bref historique par quelles phases a passé son étude.

DÉFINITION DE L'ALTERNANCE
DÉLIMITATION DU SUJET

Le terme d'*alternant* est un qualificatif très général qui peut s'appliquer, en cardiologie même, à des faits fort différents. Il serait donc logiquement nécessaire, lorsqu'on parle d'alternance, de spécifier toujours la nature du trouble dont il s'agit. Mais l'usage, en clinique comme en physiologie, a prévalu de réserver le terme d'*alternance* à un *trouble particulier du cœur*. Ce *trouble alternant* consiste en ce que *la réponse du muscle cardiaque aux excitations rythmiques qui lui parviennent régulièrement n'est pas uniforme, comme normalement, mais a une valeur alternante.*

Le système de commande du cœur est donc indemne; seule la réponse du myocarde est troublée. Ce trouble se manifeste par des *contractions cardiaques, régulièrement équidistantes*, mais *alternativement fortes et faibles*. C'est cette *manifestation objective* qui a valu au trouble musculaire qui est à sa base *le nom d'alternance;* peut-être, à côté de cette forme typique le même trouble peut-il se manifester sous d'autres formes atypiques. Mais nous touchons là à un point particulièrement délicat, dont l'étude dépend de données pathogéniques encore discutées et ne peut, à l'heure actuelle, qu'être entrevue. L'*alternance du cœur* doit se définir par ses deux caractères fondamentaux, à savoir : *alternance de force des contractions, sans altération de leur rythme.*

C'est donc à tort que l'on range habituellement l'alternance dans le groupe des arythmies si l'on se tient au sens étymologique du mot. Elle pourra, comme nous le verrons, affecter une *apparence arythmique* au niveau du pouls, mais c'est tout au plus une *allorythmie*, suivant le mot de Wenchebach.

Avant d'aborder l'étude de l'alternance, quelques mots seulement pour distinguer de ce trouble si particulier les autres troubles cardiaques ou artériels qui, par leur reproduction régulière, méritent aussi l'épithète d'alternant. Ils ne sont, d'ailleurs, pas très nombreux et peuvent porter : 1° sur les *phénomènes vaso-moteurs artériels ;* 2° sur la *conductibilité spécifique* du faisceau primitif du cœur ; 3° sur le *rythme même des excitations cardiaques.*

1° *Trouble alternant vaso-moteur.* — Sous le nom d'*asphygmie alternante*, Kurt-Halbey[1] a décrit récemment le phénomène suivant : « Alternativement, dans un membre, puis dans l'autre, le pouls radial disparaît progressivement pendant quelques instants, pour réapparaître ensuite de la même façon progressive. » Ce phénomène curieux, qui n'avait jamais encore été observé, ne s'accompagnait d'aucun symptôme fonc-

[1] Kurt-Halbey, Asphygmia alternans, etc. (*Neurol. Centralb.*, 1912, n° 8).

tionnel (crampes, etc.). Il est d'ordre purement nerveux, *hystérique* et n'intéresse que le *système artériel local*. C'est un phénomène vaso-moteur, car il va sans dire que tous les muscles du bras sont en repos complet.

2° *Trouble alternant de la conductibilité spécifique du cœur.* — Le temps de conduction auriculo-ventriculaire peut n'être pas toujours le même dans toutes les contractions ; dans quelques cas, au contraire, il présente une valeur alternante. C'est *l'alternance de conduction*, qui peut coexister avec l'alternance proprement dite du cœur et possède avec cette dernière, certaines analogies très intéressantes au point de vue philosophique. Mais elle en est foncièrement différente, car le trouble n'atteint qu'un faisceau systématisé du cœur. C'est en quelque sorte le premier degré du block partiel à rythme 2/1.

3° *Trouble alternant par trouble du rythme même des excitations cardiaques.* — Sans parler de *l'hémisytolie* — dont l'existence est d'ailleurs plus que douteuse —, où quelques auteurs, pour désigner la dissociation des deux cœurs droit et gauche, emploient le terme de *systoles alternantes* (Cf. Hering, 16), *certains troubles du rythme*, par leur répétition régulière, comme *l'extrasystole dans le pouls bigéminé* peuvent sur les tracés artériels donner une image qui rappelle celle du pouls alternant vrai. Mais il ne s'agit là que de *pseudo-alternance*, selon l'expression de Hering (86). Nous en ferons l'étude avec le diagnostic du pouls alternant.

HISTORIQUE

C'est en 1872 que pour la première fois fut appliquée par Traube l'épithète « d'alternant » à une forme particulière du pouls. Traube appela « pouls bigéminé alternant » l'aspect que présentait le tracé artériel, car cet aspect rappelait absolument celui du pouls bigéminé, à ce détail près que la petite onde du couple était plus près de l'onde forte suivante que de la forte précédente. Il avait donc parfaitement vu tous les caractères particuliers du pouls alternant ; mais il n'essaya pas d'en spécifier la pathogénie, pas plus que la valeur pronostique.

Depuis le travail princeps de Traube, l'étude de l'alternance cardiaque s'est poursuivie plus ou moins activement. On peut, dans son histoire, distinguer deux périodes bien différentes : la première va de 1872 aux environs de 1900 ; la deuxième, commencée vers 1900-1904, se continue de nos jours. On voit donc que l'alternance a, somme toute, suivi les mêmes fluctuations que l'étude générale de la cardiologie.

A. — Dans la première période de 1872 a 1900, l'alternance ne donna lieu qu'à d'assez rares travaux, ce qui ne laisse pas de surprendre lorsqu'on se rappelle avec quel soin l'on étudiait alors les moindres détails des tracés artériels et quelle importance, le plus souvent exagérée, on croyait devoir leur attribuer. Physiologistes et cliniciens s'en occupèrent, mais les travaux des premiers restèrent ignorés de ces derniers, aussi les travaux cliniques de cette époque manquent-ils de véritable intérêt.

1° En physiologie, le problème de l'alternance se pose de suite sous son jour véritable, et reçoit, dès la première étude, une solution remarquable qui est admise à l'heure actuelle par la majorité des physiologistes.

C'est Gaskell qui, en 1882, étudie l'alternance du cœur même sur des cœurs isolés et suspendus de grenouille. Il voit la succession alternante des battements ventriculaires, note l'indépendance relative, à ce sujet, des diverses parties du cœur et, se basant sur les lois déjà connues de la physiologie cardiaque, rapporte la cause de l'alternance à un trouble de la phase réfractaire, « à un trouble de la récupération de la fibre myocardique ». En deux pages remarquables, il énonce et démontre cette théorie pathogénique; on ne sait, en les lisant, ce qu'il faut le plus admirer de la sûreté de vues de ce physiologiste ou de sa concision.

En 1883, Kronecker étudie aussi incidemment l'alternance. Il admet des idées pathogéniques qui se rapprochent sensiblement de celles de Gaskell, mais sont quelque peu plus compliquées, car elles font intervenir l'intensité même de l'excitation.

2° En clinique, les auteurs limitent l'étude de l'alternance à l'étude du pouls alternant. Fræntzel,

Henoch, Frey publient des observations de pouls alternant qui ne sont que des observations de pouls bigéminé, de l'aveu même de ces auteurs. Riegel, Schreiber étudient les rapports du pouls alternant et du pouls bigéminé. Ils tâchent de les distinguer l'un de l'autre, mais ils ne peuvent y parvenir car ils négligent l'étude de l'action cardiaque même et ils concluent à leur identité probable.

Consécutivement à leurs travaux, les livres classiques consacrent quelques lignes au pouls alternant. Ils en décrivent parfois plusieurs formes car ils oublient la définition de Traube et donnent l'épithète d'alternante à toute figure du pouls se reproduisant régulièrement, mais ils n'y attachent pas un bien grand intérêt.

B. — La deuxième période commence en 1900, avec les travaux de Wenchebach. C'est la période vraiment active dont les résultats sont considérables, grâce aux données très précises apportées par les physiologistes et en particulier par Hering et son école, grâce aussi à la collaboration constante de la physiologie et de la clinique.

A plusieurs reprises, en 1900, 1902 et 1903, Wenchebach étudie le pouls alternant. Il le considère immédiatement comme « le symptôme typique du trouble de la contractilité, » ce qui ne pouvait manquer de provoquer l'intérêt des cliniciens. Il admet deux types de pouls alternant ; dans le premier type la pulsation faible est en avance ; dans le deuxième, la pulsation faible est en retard, par suite de la coexis–

tence d'un trouble de conduction auriculo-ventriculaire. Il est dès lors obligé, pour distinguer le pouls alternant du pouls bigéminé, d'admettre un nouveau caractère spécifique du pouls alternant : la continuité. Enfin il rapporte la cause de ce phénomène à une faiblesse générale du cœur. La plupart de ces idées devaient être rectifiées dans la suite.

Vers la même époque à peu près, Mackenzie publie des observations de pouls alternant. Il admet les idées pathogéniques et pronostiques de Wenchebach, sans se prononcer sur les divers types de pouls alternant. Il s'occupe d'ailleurs surtout de l'alternance post-extrasystolique et considère l'alternance comme le signe physique du trouble de la contractilité cardiaque, tandis qu'à ses yeux l'angor en est le signe fonctionnel.

Dès 1902, Hering critique les conceptions de Wenchebach, sur le pouls alternant. Il montre en effet qu'il n'y a pas de pouls alternant vrai où la pulsation faible soit en avance et établit l'importance des tracés cardiographiques dans le diagnostic du pouls alternant et du pouls pseudo-alternant par bigéminisme. En donnant ainsi aux cliniciens une base sûre et scientifique pour distinguer le pouls alternant du pouls bigéminé, Hering a rendu à l'étude de l'alternance le plus signalé service, comme le reconnaissait Kraus au Congrès de Médecine interne, en 1909.

Dans la suite, Hering étudie dans des expériences nombreuses et variées l'alternance du cœur et tâche de pénétrer la nature intime de ce trouble. Ses recherches sont facilitées par la découverte, que fait Adler en 1907, des propriétés alternogènes remarquables de l'acide glyoxylique, ce qui lui permet de provoquer facilement et sûrement une alternance typique. Dans une série d'articles, échelonnés de 1907 à 1913, il nous apporte ses conclusions.

Il établit tout d'abord expérimentalement que l'alternance n'est pas un phénomène général univoque du muscle cardiaque ; chaque faisceau, chaque fibre est à ce sujet indépendant des formations musculaires voisines. Ce premier point admis, il démontre que les lois générales de la physiologie cardiaque ne permettent pas d'admettre que ce trouble partiel soit dû à une *hyposystolie* de la zone cardiaque considérée. Il ne peut s'agir que d'une *asystolie partielle* qui se reproduit alternativement toutes les deux contractions, et qui s'explique par un *prolongement anormal de la phase réfractaire* des fibres cardiaques. Hering arrive donc en définitive à la théorie émise, en 1882, par Gaskell, et la démontre pour le cœur des mammifères, comme Gaskell l'avait démontrée pour le cœur de grenouille. De plus, il s'est occupé, chemin faisant, de la pathogénie particulière de l'alternance du pouls, et a montré que cette dernière dépend plus particulièrement — mais non pas uniquement, comme le lui ont fait dire certains auteurs — de l'alternance des muscles de la base du cœur.

Les travaux de Hering et Wenchebach provoquèrent un certain nombre d'études, tant expérimentales que cliniques. Nous ne saurions citer les noms de tous leurs auteurs. En expérimentation, on remarque les noms de Muskens, Cushny, Lewis, Kahn, Starkenstein, Rihl, Spiess et Magnus-Alsleben, Fredericq, Mines, etc. En clinique, les études sont plus nombreuses, mais un certain nombre n'ont qu'un intérêt médiocre. Les noms de Mackenzie, Volhard, Rihl, Tabora, Galli, A. Hoffmann, Gerhardt, Rehberg, Lewis, Vaquez, D. Windle, Heitz, Gallavardin, Esmein, Nindle, Danielopolu, méritent surtout d'être cités.

On trouve d'ailleurs peu d'études d'ensemble sur l'alternance: c'est l'article de Vaquez dans ses *Leçons sur les arythmies* ; c'est la remarquable revue critique russe de Belsky où les divers problèmes de l'alternance sont très judicieusement étudiés ; c'est enfin l'excellente revue documentaire dans le *Journal Médical Français*, de Gallavardin. Le plus souvent, chacun des travaux publiés se limite à un ou deux points qu'il étudie plus particulièrement. Aussi, l'étude de l'alternance se trouve-t-elle fort éparse. Nous allons rapidement indiquer l'historique des points les plus importants.

1° En 1906, A. Hoffmann indique la compression humérale par la manchette sphygmomanométrique, comme un *excellent moyen de déceler une alternance faible du pouls*. En 1909, Rehberg insiste sur cette épreuve qu'étudie aussi Vaquez en 1911, et en 1912, Gallavardin et Gravier font une étude des procédés capables de déceler l'alternance du pouls et insistent sur leur intérêt clinique.

2° Les *rapports de l'alternance et de l'extrasystole* qui avaient déjà fort intrigué les auteurs du XIXe siècle, sont étudiés par Volhard (1905), et surtout par Tabora (1908). Mackenzie insiste sur l'*alternance postextrasystolique* en clinique ; D. Windle présente aussi quelques observations intéressantes à ce sujet, et Heitz, en 1912, lui consacre un excellent article, dans les *Archives des Maladies du cœur*.

3° Après Vaquez et Lian, Esmein revient tout récemment sur l'*alternance transitoire* et en montre la valeur pronostique.

4° L'*influence des nerfs extracardiaques sur l'alternance* fait l'objet d'études expérimentales et cliniques de la part de Hering et de son élève Rihl.

5° L'*alternance de l'oreillette*, dont l'existence a même été discutée, donne lieu à une étude minutieuse de Rihl qui étudie surtout ses manifestations dans le pouls jugulaire. Tabora et quelques autres auteurs publient quelques observations cliniques où ils croient pouvoir affirmer l'alternance auriculaire. Gallavardin et Gravier montrent les difficultés de cette étude en clinique, et tout dernièrement, Pezzi et Donzelot tentent d'observer l'alternance de l'oreillette sur les cardiogrammes.

6° La *thérapeutique de l'alternance* est aussi discutée, à la suite des travaux de Cushny, Kahn et Starkenstein, et des observations de Mackenzie : Danielopolu en fait en 1913 une bonne étude.

7° Enfin, Gallavardin et Gravier, à la suite d'une observation fort intéressante, tentent d'élargir le champ de l'alternance, en faisant de ce trouble une conséquence possible de l'*involution cardiaque* au cours des maladies cachectisantes.

PREMIÈRE PARTIE

ÉTUDE SÉMÉIOLOGIQUE

L'alternance, étant un trouble musculaire, peut évidemment atteindre le myocarde auriculaire comme le myocarde ventriculaire. Toutefois, l'alternance affecte de préférence, d'après Kuliabko (28), le ventricule gauche. Elle est surtout beaucoup plus rare dans l'oreillette que dans le ventricule. L'expérimentation ne la provoque en effet qu'assez difficilement dans la première de ces cavités, pour des raisons que nous étudierons plus tard et qui ont été bien mises en évidence par Mines (33).

Ce n'est donc pas l'étude du cœur alternant que nous devons faire, mais l'étude : 1° de l'*alternance de l'oreillette*, et, 2° de l'*alternance du ventricule*. Le plus souvent, en effet, l'oreillette est normale, alors que le ventricule seul est en alternance. Même lorsqu'il y a coexistence d'alternance auriculaire et d'alternance ventriculaire, chacune d'elles évolue pour son propre compte d'après Gross (15). Dans la même contraction, par conséquent, la systole de l'oreillette et celle du ventricule peuvent être de même nom ou de nom contraire. On ne saurait donc admettre l'opinion de Muskens (34) et de Lewis, pour qui la faible contraction du ventricule suivrait toujours la faible contraction de l'oreillette. De même tombe l'hypothèse de Muskens qui voulait expliquer cette prétendue loi, soit par une influence nerveuse ou ganglionnaire, soit par une disposition spéciale des fibres musculaires.

L'importance beaucoup plus grande de l'alternance ventriculaire nous oblige à commencer par cette dernière notre étude séméiologique.

CHAPITRE PREMIER

ALTERNANCE DU VENTRICULE

Plusieurs méthodes sont à notre disposition pour l'étude de l'alternance ventriculaire : 1° on peut étudier l'alternance au niveau même des parois ventriculaires ; c'est l'*alternance des battements ventriculaires* ou *ventricule alternant* proprement dit ; 2° et 3° on peut l'étudier au niveau des pouls artériel et veineux qui dépendent tous deux, directement, de la force de contraction du ventricule ; c'est le *pouls alternant, artériel* ou *veineux ;* 4° enfin l'électrocardiogramme peut apporter dans l'alternance ventriculaire des données excessivement intéressantes dont la valeur n'est pas encore bien déterminée. L'alternance des ondes ventriculaires de l'électrocardiogramme constitue l'*alternance électrique.*

ARTICLE PREMIER

ALTERNANCE DES BATTEMENTS VENTRICULAIRES OU VENTRICULE ALTERNANT

Tandis que les cliniciens, se tenant à l'étude du *pouls alternant,* n'arrivaient pas toujours à distinguer le pouls alternant vrai du pouls pseudo-alternant et ne pouvaient qu'émettre, sans preuve à l'appui, des hypothèses sur la pathogénie de cette arythmie, les physiologistes avec Gaskell (14), Trendelemburg (48), Kronecker (27), étudiaient l'alternance du *ventricule même* et tiraient de leurs expériences des conclusions qui n'ont guère subi de modifications. Mais leurs travaux restaient assez ignorés, et ce fut Hering qui reprenant, complétant et développant les premières expériences, attira l'attention sur l'importance de l'étude du cœur dans le pouls alternant. Depuis, nos connaissances sur l'alternance du cœur se sont singulièrement précisées et accrues. Grâce aux données acquises par l'expérimentation, l'étude de l'alternance peut et doit être envisagée avec plus d'envergure car un ventricule peut alterner sans que le pouls soit alternant. C'est donc *pour lui-même* que doit être étudié le ventricule alternant, et non seulement *pour être comparé au pouls*. Moins heureuse que l'expérimentation, la clinique devra se contenter de cette comparaison ; mais elle le fera avec d'autant plus de fruit que la moisson expérimentale aura été plus riche.

Deux méthodes permettent d'étudier le ventricule alternant, dont la valeur est sensiblement différente. *L'une* l'étudie *directement*, au moyen de courbes de suspension prises à même les parois du ventricule ; l'*autre* ne le fait qu'*indirectement*, *médiatement*, en enregistrant le choc du cœur contre la paroi thoracique. Pour la première, aucune cause d'erreur n'existe ; pour la seconde, plusieurs facteurs, dont la respiration surtout, viennent gêner l'interprétation des tracés. Aussi, bien que les résultats donnés par les deux méthodes soient fort comparables lorsqu'il s'agit d'étudier l'action cardiaque dans ses rapports chronologiques, il paraît difficile de reconnaître à la deuxième méthode, c'est-à-dire au *cardiogramme* proprement dit, une grande valeur pour apprécier la force des contractions cardiaques.

Nous diviserons donc notre étude du ventricule alternant en *étude expérimentale*, méthode exacte, et en *étude cardiographique* ou *clinique*, méthode d'approximation. En terminant, nous consacrerons quelques mots, pour être complet, à l'*auscultation* et à la *radioscopie* dans l'alternance du cœur.

§ 1. — Etude expérimentale du Ventricule alternant

Cette étude rigoureuse ne peut être entreprise que sur des cœurs suspendus, ou sur des cœurs laissés en place chez des animaux dont le thorax a été ouvert et dont la respiration est assurée par ventilation, après curarisation. Pour la précision des résultats, plusieurs zones des parois ventriculaires doivent être étudiées : pointe et base du ventricule, région moyenne du ventricule; le pouls carotidien ou pulmonaire est naturellement enregistré ainsi que souvent le pouls veineux et une courbe de suspension de l'oreillette, qui pourront souvent servir à des comparaisons intéressantes.

Dans ces conditions d'expérimentation, d'assez

nombreuses expériences ont été entreprises, sur des cœurs d'animaux à sang froid d'abord (grenouille : Gaskell, Trendelemburg, Starkenstein) ; sur des cœurs de mammifères ensuite (lapin, chien, très rarement chat : Hering et ses élèves, Gross, Rihl, Kahn et Starkenstein, Spiess et Magnus-Alsleben, Weekers, H. Frédericq, Lewis, Cushny, Mines, etc.).

Parfois il ne s'agit que de lambeaux myocardiques : (Weekers, H. Frédericq, Mines), dont on étudie les contractions spontanées ou provoquées. Le plus souvent ce sont des cœurs entiers, ou isolés, ou en place mais avec thorax ouvert, pneumogastrique coupé, et ventilation artificielle après curarisation. Dans les cœurs isolés et suspendus et ordinairement traversés par une solution de Ringer ou de Locke, l'alternance arrive parfois spontanément du fait de l'exposition ; le plus souvent elle est provoquée par l'arrêt du liquide nutritif, par la substitution de CO^2 à l'O de la solution, par l'emploi de sérum hémolytique ou d'une circulation de gaz (Magnus), etc. Dans les cœurs laissés en place, il faut généralement l'aide d'un poison. Les substances qui permettent d'obtenir l'alternance du cœur sont : l'antiarine (Straub) l'aconitine (Cushny) la strychnine (un cas d'empoisonnement chez l'homme de Hering), les corps digitaliques (Pletnew, Cushny, etc.), et surtout l'acide glyoxylique dont l'action a été démontrée en premier lieu par Adler et qui a été employé par Hering, Rihl, Kahn et Starkenstein, Spiess et Magnus-Alsleben, Starkenstein, etc.

Toutes ces expériences ont démontré que le myocarde, sous l'influence d'excitations électriques fréquentes, sous l'influence d'une mauvaise nutrition, d'un empoisonnement, peut présenter un trouble particulier dont nous allons étudier les caractères.

1° **Aspect de l'alternance ventriculaire.** — Dans un ventricule alternant les battements du muscle

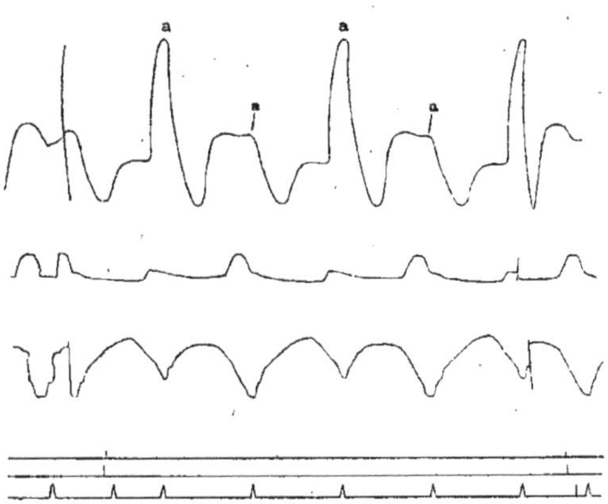

Fig. 1. — *Alternance ventriculaire d'après une courbe de suspension.* — Dans cette figure, empruntée à Rihl, *le tracé inférieur représente la courbe de suspension du ventricule;* les deux autres tracés représentent la courbe de suspension de l'oreillette et le pouls jugulaire, mais ne nous intéressent pas ici. On voit l'aspect différent des deux contractions du couple alternant, leur différence de force et leur équidistance.

cardiaque ne sont plus d'égale force; mais un battement fort, un battement faible se succèdent régulièrement et alternativement (fig. 1). La différence de force des battements se traduit sur les tracés par une différence d'*amplitude* des ondes. Mais parfois il ne s'agit que d'une alternance de *forme*, l'onde forte étant plus ou moins aiguë, tandis que l'onde faible est arrondie en dôme. Les deux ondes d'un couple alternant sont d'ailleurs reliées entre elles par des rapports assez précis : la hauteur de chacune d'elles est en rapport inverse de la hauteur de l'autre (Gaskell 14 ; Hering, 19).

De plus, on peut, sur de bons tracés, noter quelques différences dans la courbe de chacune des contractions (Hering). C'est ainsi que la courbe monte moins rapidement dans la petite systole que dans la grande ; elle est donc plus oblique et la tension des parois ventriculaires se fait plus lentement. La ligne de descente est aussi moins brusque dans la petite systole, et, par suite, la ligne horizontale qui représente le repos diastolique complet est plus courte dans la petite que dans la grande contraction (Rehberg, 133 ; Volhard, 155). Lorsque le rythme cardiaque est suffisamment rapide, la systole de chaque contraction peut débuter sur la ligne de descente de la contraction précédente, sans qu'il existe de ligne horizontale représentant la diastole complète des parois ventriculaires. En pareil cas, il est assez fréquent de voir la ligne de descente atteindre un niveau plus bas dans la petite systole que dans la grande (Rihl, 139). Ces particularités s'expliquent facilement. Elles montrent, en effet (Volhard, Hering) que le temps de tension est plus long dans la petite systole que dans la grande par suite : 1° de la faiblesse de la contraction ; et, 2° de la plus forte pression sanguine qui existe dans l'aorte lorsque commence la petite systole que lorsque commence la grande systole.

2° **Généralisation de l'alternance ventricu-**

laire. — Mais tout le myocarde ventriculaire ne présente pas une alternance univoque. Dans la même contraction du ventricule, telle zone peut présenter son battement fort, telle autre son battement faible, tandis que telle autre même peut présenter des battements toujours de même force (Gaskell).

Bien mis en évidence par Hering, après Gaskell, Kronecker, Trendelemburg, ce point a été fortement discuté, comme nous le verrons dans notre étude pathogénique (Spiess et Magnus-Alsleben, Weekers, H. Frédericq). H. Frédericq, expérimentant sur des lambeaux de myocarde, a toujours vu l'alternance comme un trouble massif, atteignant également tout le lambeau. Faite surtout dans le but de rechercher l'existence de zones asystoliques (cf. Pathogénie), cette expérience ne peut servir d'objection aux expériences positives des autres auteurs. Il est en effet évident que des différences minimes dans la force de contraction de faisceaux musculaires se verront d'autant mieux que les faisceaux seront plus distants et plus gros.

Actuellement on peut admettre comme parfaitement démontré ce fait que l'alternance n'est pas un trouble *massif* du muscle ventriculaire (nous ne disons même pas cardiaque). Toute zone ou faisceau musculaire peut présenter une alternance discordante de l'alternance de la zone voisine.

3° **Rapports de l'alternance ventriculaire et de l'alternance du pouls.** — La pulsation artérielle représente la résultante des forces développées par les différents faisceaux musculaires. Mais comme pour toutes forces dont le point d'application et la direction diffèrent, l'importance des divers faisceaux n'est pas la même. C'est ainsi que les recherches anatomiques d'Albrecht, Ludwig, Krell, Braun[1] ont démontré que les muscles de la base des ventricules avaient surtout pour effet de lancer le sang dans le système artériel, tandis que les muscles de la pointe n'ont qu'une importance accessoire pour la formation du pouls. On ne saurait donc s'étonner que le sens de l'alternance ne soit pas toujours celui de l'alternance de telle zone cardiaque.

Et, en effet, Hering a insisté, à maintes reprises, sur la discordance fréquente de l'alternance du pouls et de l'alternance de la pointe. Ce fut même cette discordance qui attira son attention, lui fit étudier l'alternance du cœur et l'amena aux conclusions pathogéniques déjà formulées par Gaskell. Dans les nombreuses expériences de Hering, on peut voir le pouls alterner en sens inverse de la pointe ou de la partie moyenne du ventricule. Mais toujours les muscles de la base alternent dans le même sens que le pouls. C'est là une confirmation physiologique des idées anatomiques exposées plus haut. On comprend donc que, suivant la force des zones plus importantes, l'alternance du pouls puisse être discordante ou concordante avec l'alternance de zones secondaires en importance, comme la pointe par exemple[2].

[1] Cf. l'exposé de ces recherches *in* Rehfish : Herzbewegung und Herzkontraktion *(Berlin. Klin. Wochen.*, 1908, Bd XLV, S. 1224).

[2] Lewis dans une de ses expériences a voulu expliquer la discor-

De même s'explique facilement que les pulsations artérielles soient toutes égales, alors qu'on peut enregistrer une alternance de la pointe ou d'une autre zone cardiaque. L'absence d'alternance du pouls ne saurait donc permettre d'affirmer la non-alternance du ventricule. C'est là un point important que l'on oublie trop facilement, sur le terrain clinique, où l'on a quelque peu tendance à restreindre le champ de l'alternance au pouls alternant seul.

4° **Rythme des contractions dans l'alternance ventriculaire.** — Comme nous l'avons indiqué déjà dans notre définition de l'alternance, le rythme des contractions ventriculaires doit être absolument régulier. Si donc on mesure, à partir du pied de chaque battement, la distance qui sépare deux contractions voisines, on doit toujours trouver que la faible contraction est à égale distance des deux fortes contractions qui l'encadrent.

On comprend, en effet, qu'on ne puisse assimiler à la systole faible de l'alternance vraie une systole faible qui serait prématurée, car sa faiblesse est alors due à ce que le myocarde n'a pas eu le même temps de repos que dans la contraction forte et que la quantité de sang collectée dans la cavité ventriculaire est plus petite.

Au contraire, un tracé, dont la systole faible est plus près de la systole forte suivante que de la précé-

dance des deux alternances du pouls et de la pointe par l'alternance concomitante de l'oreillette. Cette explication ne saurait, en tous cas, être admise que dans le cas particulier (Rihl). Mais elle est même fort discutable dans l'expérience en question.

dente, mérite le nom d'alternance. Le retard de cette faible contraction n'a pu en effet qu'augmenter sa force, et l'alternance manifestée est au-dessous de sa valeur réelle. Hering (88) a pu constater pareil fait dans une de ses expériences. Le retard de la contraction faible est alors dû à un allongement du temps de conduction, qui, sensiblement normal dans la forte contraction, devient plus grand dans la faible. Il s'agit donc bien d'une *alternance vraie*, mais d'une *alternance compliquée d'un trouble de conduction* qui se reproduit périodiquement et mérite lui-même le nom d'*alternance de conduction*.

§ 2. — Etude cardiographique ou clinique du Ventricule alternant

Hering(90), expérimentant sur des chiens à thorax fermé, a démontré également, par la méthode cardiographique, que l'alternance n'était pas un trouble massif du cœur et en a conclu très justement que les données expérimentales étaient applicables en clinique. Cette étude clinique n'aurait donc en elle-même aucune raison d'être si les causes d'erreur et le peu de sensibilité de la méthode n'amenaient pas à des conclusions *pratiques* quelque peu différentes des conclusions expérimentales.

En voulant à toute force touver en clinique les mêmes faits qu'en expérimentation, quelques auteurs ont interprété comme tels de simples apparences. Nous avons eu ainsi à lire plusieurs tracés dont l'étude, rendue d'ailleurs difficile par le manque de données (rythme respiratoire, par exemple), ou parfois même par le peu de netteté des faits qu'on voulait démontrer, nous a laissé dans un doute bien légitime. Nous allons donc brièvement exposer ce que peut donner en clinique l'étude du ventricule alternant.

1° **Aspect de l'alternance.** — L'alternance des battements ventriculaires se révèle, ici comme en expérimentation, par des *différences d'amplitude* ou de *forme* des ondes du cardiogramme. Mais cette alternance est très *rarement constatée*, quel que soit d'ailleurs le point de la paroi thoracique que l'on étudie. La plupart des auteurs : Galli (78), Rihl (139), Rehberg (133), Lewis (113), D. Windle (166), Hœsselin (93), Hoffmann (96), Münzer (128), Gallavardin (69), ont insisté sur ce point : le choc du cœur ne montre, le plus souvent, aucune alternance, alors que le pouls est très nettement alternant.

2° **Généralisation de l'alternance.** — Malgré la demande de Hering (90) aux cliniciens, de prendre des cardiogrammes de différents points de la surface thoraco-cardiaque, nous ne connaissons que D. Windle (166) qui, dans deux cas, se soit livré à cette étude. Ce dernier auteur prenait des cardiogrammes au niveau de la pointe et vers le sternum dans le IVe espace intercostal. Malgré une alternance nette du pouls, les deux cardiogrammes ne montrent aucune alternance dans le premier cas; dans le deuxième cas, ils semblent bien présenter tous deux une alternance qui tantôt est de même sens, tantôt de sens inverse dans chacun d'eux; mais, en examinant attentivement les tracés (fig. 9 à 18) on peut voir que les hauteurs des diverses ondes de ces cardiogrammes sont sensiblement égales et qu'il ne s'agit que de pseudo-alternance due aux niveaux différents de leurs pieds.

Pour l'instant donc, il n'a pas encore été donné en clinique de tracés probants qui montrent une discordance entre l'alternance de la base et celle de la pointe. Il n'y a pas lieu de s'en étonner, vu les difficultés et le peu de sensibilité de la cardiographie, mais ce fait ne peut servir d'objection aux données expérimentales rigoureusement établies.

3° **Rapports de l'alternance ventriculaire et de l'alternance des pouls.** — Les rapports qui peuvent exister entre les courbes cardiographiques et sphygmographiques dans l'alternance sont très variables.

Nous venons de voir déjà que, le plus souvent, le pouls est seul alternant, tandis que les battements ventriculaires sont égaux (fig. 2).

Lorsqu'il y a alternance des battements de la pointe, tantôt leur alternance est de même sens que celle du pouls (cas de Rehberg, Lewis (113), Magnus-Alsleben (124), Windle (166), etc.), tantôt, au contraire, elle est de sens inverse (cas de Rihl (139), Volhard, Hoffmann (99), Rehberg, Lewis (113), D. Windle.

Mais l'alternance du ventricule peut-elle exister seule sans alternance du pouls? Le fait doit certaine-

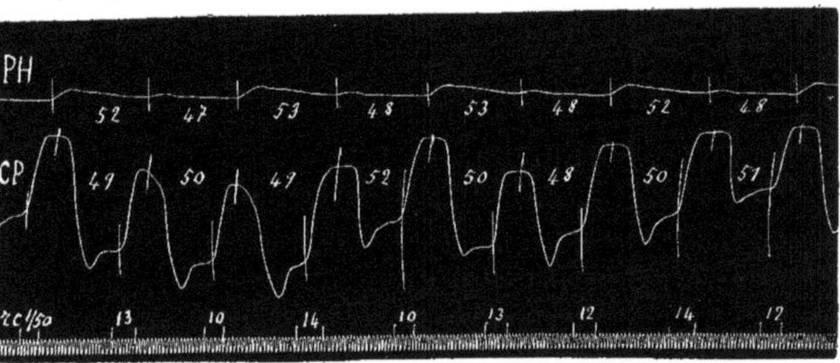

Fig. 2. — *Pouls alternant avec tracé du choc de la pointe.* — Sur le *tracé artériel* P H, l'inégalité des périodes, bien que légère, est nette et constante. Sur le *tracé du choc de la pointe* C P, les contractions ventriculaires peuvent être considérées comme équidistantes, les minimes variations constatées étant sous l'influence de la respiration. Il n'y a pas d'alternance visible du choc de la pointe, dont le tracé se trouve simplement déprimé au moment de l'inspiration. Sur le tracé du repère chronométrique, on peut constater que le *temps de transmission artérielle* est toujours légèrement plus court pour la pulsation forte que pour la pulsation faible (Tracé Casp...).

ment exister, puisque l'expérimentation l'a démontré ; mais, en clinique, nous ne croyons pas qu'il ait été vu de façon certaine. Lian (118) l'a pourtant admis, et Vaquez (152) a cru pouvoir en donner un tracé (fig. 45) auquel il donna le nom de « phénomène de Hering ». Malheureusement ce tracé est loin d'être convaincant, car, d'une part, il n'est pas précisé qu'on ait éliminé toute pseudo-alternance respiratoire, et, d'autre part, on peut se demander s'il n'existe pas une légère alternance radiale, les ondes artérielles, dont les sommets sont tous à la même hauteur, ayant en effet leurs pieds à des niveaux différents. De même, D. Windle (166) a reproduit un tracé (fig. 14), où pendant un certain temps il n'existe que de l'alternance ventriculaire. Cette alternance change d'ailleurs de sens à la suite de deux accidents. Mais une étude attentive ne permet pas d'admettre sans discussion qu'il s'agisse vraiment d'une alternance ventriculaire sans alternance du pouls; nous croirions plutôt, pour notre part, à une pseudo-alternance respiratoire.

C'est dire combien la recommandation de Rihl (139) de prendre les tracés cardiographiques avec un thorax rigoureusement immobile, est importante[1]. C'est dire aussi que l'on ne doit pas attendre de renseignements bien intéressants de l'alternance ou de la non alternance du cardiogramme, même lorsque toutes les précautions utiles sont prises. A plus forte

[1] Le cardiogramme devra de plus, autant que possible, être pris en décubitus latéral gauche, si l'on veut obtenir des renseignements exacts et précis qui puissent être comparables.

raison, l'on ne saurait en tirer aucune conclusion diagnostique ou pronostique, comme Vaquez et Lian semblent le penser.

4° **Rythme des contractions.** — Il est évident que sur les cardiogrammes comme sur les courbes de suspension, toutes les contractions doivent être à égale distance les unes des autres. Toutefois, lorsque la paroi thoracique n'est pas immobile, on peut (Gallavardin, 69) trouver quelques minimes différences qui ne sont qu'apparentes et d'origine respiratoire (fig. 3). C'est en effet la dilatation thoracique qui, en s'inscrivant sur le tracé, empiète sur la courbe cardiaque proprement dite et mange le pied du battement. Mais ces détails sont en pratique négligeables ; nous ne les signalons ici que parce qu'il n'est pas toujours possible d'obtenir un cardiogramme sur un thorax immobile. Grâce à ces données chronologiques, le cardiogramme est d'un grand intérêt clinique, car, suivant la phrase de Rehberg, « le rythme des contractions est plus important que leur force » en clinique.

Dans quelques observations pourtant, très rares d'ailleurs (Rihl 138, Tabora, Edens), la faible contraction est plus près de la contraction forte suivante que de la forte précédente. Comme nous l'avons dit precédemment, ce retard n'empêche pas qu'il s'agisse bien d'alternance ; mais l'alternance est ici compliquée d'un autre trouble qui pourrait ressortir à des causes différentes suivant les auteurs.

α. C'est un *trouble de conduction* qu'il faut invoquer dans l'observation de Rihl (138). Il s'agit donc

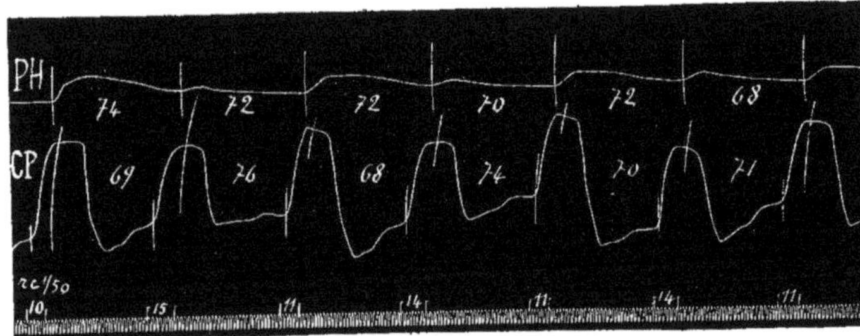

Fig. 3. — *Pouls alternant vrai, malgré l'absence d'équidistance des contractions cardiaques.* — Sur le *tracé du pouls artériel*, l'alternance est nette et s'accompagne d'une légère inégalité des périodes. Sur le *tracé du choc de la pointe*, il n'y a pas, malgré les apparences, d'alternance vraie des contractions ventriculaires, mais seulement une pseudo-alternance d'origine respiratoire comme le montre la suite non reproduite du tracé, la pulsation déprimée correspondant à l'inspiration. C'est sans doute à la même influence respiratoire, une pulsation correspondant à l'inspiration, l'autre à l'expiration, qu'est due l'inéquidistance légère des contractions cardiaques. L'*inégalité du temps de transmission artérielle*, plus court pour les pulsations fortes, plus long pour les pulsations faibles, s'inscrit nettement sur le tracé du repère chronométrique (Tracé Casp...).

d'une alternance compliquée d'une alternance de conduction comme dans l'expérience de Hering.

Mais tandis que dans ces observations, soit cliniques, soit expérimentales, l'alternance de conduction marche parallèlement à l'alternance proprement dite, en d'autres termes, tandis que le temps de conduction est toujours plus long dans la faible systole que dans la forte, Strasburger (146) a prétendu qu'on pouvait au contraire trouver un temps de conduction plus court dans la faible systole que dans la forte. C'était admettre qu'il puisse exister une alternance vraie malgré l'avance de la systole faible, car si l'opinion de Strasburger était exacte, il en résulterait certainement une plus grande distance entre la systole faible et la systole forte suivante qu'entre cette même systole faible et la systole forte précédente.

En réalité, l'opinion de Strasburger n'est pas fondée car les systoles faibles dans son observation ne sont que des extrasystoles très retardées. Mais le fait fût-il exact, cela importerait peu et on devrait refuser d'appeler alternance un pareil cas, car on ne doit tenir compte dans l'alternance du ventricule que du début de la contraction ventriculaire, et non du début de la contraction auriculaire.

β. Dans d'autres cas, ce serait à un *trouble du rythme sinusal* même qu'il faudrait rapporter la cause du retard. C'est cette interprétation qu'a adoptée Tabora dans une de ses observations où la systole auriculaire de la faible contraction est déjà en retard. Une courbe d'Edens (cf. fig. 40) présente la même particularité. Enfin, Heitz a pu également la relever au niveau de la deuxième postextrasystole dans l'alternance post-extrasystolique.

§ 3. — Etude du ventricule alternant d'après l'auscultation

Malgré une alternance souvent très nette, il est rare de trouver, à l'auscultation, des modifications de l'intensité des bruits normaux ou pathologiques, qui correspondent aux modifications de la force des contractions. Dans quelques cas pourtant on peut constater une véritable alternance des bruits cardiaques.

1° **Alternance des bruits normaux du cœur.** — Bien que Mackenzie (123) semble admettre comme fréquente cette alternance, la plupart des auteurs (Tabora, Hoffmann (99), Joachim (104), D. Windle (166), signalent expressément son absence dans les cas qu'ils rapportent. Pour notre part, jamais cette alternance n'a pu être notée dans nos observations. On ne saurait faire état des cas de Wenchebach, car il s'agit de bigéminie et non d'alternance, si bien qu'il ne nous reste que les observations de Volhard et de Galli et l'affirmation de Mackenzie. D'après ces auteurs, les bruits de la contraction faible seraient d'une « tonalité moins élevée » que ceux de la contraction forte. En fait, c'est sur le deuxième bruit, sur le *bruit aortique*, que porte toujours l'alternance. Il doit donc probablement y avoir toujours concordance entre l'alternance des bruits et celle du pouls, car les variations du bruit aortique ne peuvent dépendre que de la pression aortique qui est plus élevée après la forte contraction qu'après la faible[1].

2° **Alternance des bruits anormaux du cœur.** — Lorsqu'on a pu noter une pareille alternance, il s'agissait toujours de souffles d'insuffisance mitrale ou tricuspide, d'insuffisance fonctionnelle selon toutes probabilités. Cette alternance semble plus fréquente que l'alternance des bruits normaux du cœur, d'après

[1] Kahn (106) a étudié *phonocardiographiquement* les modifications des bruits du cœur dans l'alternance.

A. — Comparant tout d'abord les battements *forts* du cœur *alternant*, et les battements *normaux* du même cœur, avant qu'on provoque l'alternance, il arrive aux conclusions suivantes :

1° Le premier bruit est plus long dans la forte contraction que dans la contraction normale;

2° Le deuxième bruit n'est allongé que lorsqu'il existe une forte alternance; en règle générale, il ne présente pas de différence;

3° Le temps qui sépare le début des deux bruits est plus long dans le fort battement de l'alternance;

4° L'intervalle qui sépare le début du premier bruit du début de l'onde artérielle carotidienne est notablement plus faible dans l'alternance que dans le cœur normal.

B. — Comparant ensuite les deux battements fort et faible du couple alternant, Kahn admet ces conclusions :

1° Dans les deux contractions le premier et le deuxième bruit du cœur ont une durée respective sensiblement égale ;

2° Dans la contraction faible, le deuxième bruit est anticipé ; le temps qui sépare le début du premier bruit et celui du deuxième est donc régulièrement plus court que dans la contraction forte ;

3° Entre le début du premier bruit et le début de l'onde artérielle carotidienne, l'intervalle est toujours plus grand dans la faible contraction que dans la forte.

On voit que ces données concordent absolument avec les idées de Hering sur le temps de tension du ventricule au cours de l'alternance.

Mackenzie. Mais nous n'en connaissons que deux observations, l'une de Mackenzie (123) (obs. XXIV, p. 472), et l'autre de Magnus-Alsleben (111) dans lesquelles le souffle systolique fort coïncidait avec la grande pulsation. Pour notre part, nous avons souvent observé des souffles fonctionnels dans nos observations d'alternance; mais nous n'avons pu constater une alternance du souffle mitral fonctionnel que dans un cas[1], encore cette alternance n'était-elle très jolie que dans les quelques premiers couples post-extrasystoliques. Comme dans les observations de Mackenzie et de Magnus-Alsleben, il y avait concordance de l'alternance artérielle et de l'alternance de l'intensité du souffle. Cette concordance semble donc la règle. Mais cette alternance est loin d'être fréquente dans le trouble alternant vrai alors qu'elle est bien connue dans le rythme couplé, Hering (92).

Enfin Galli (78) a rapporté un cas d'alternance cardiaque où l'on pouvait entendre un souffle d'insuffisance mitrale lors de la faible pulsation. A la pulsation forte correspondaient au contraire des bruits normaux. Galli a basé, sur ce fait, une théorie pathogénique de l'alternance du ventricule que nous étudierons plus loin et qui pourrait expliquer, d'après cet auteur, l'alternance du pouls sans alternance du cœur. Mais aucune autre observation semblable n'a jamais pu être faite.

[1] Nous ne publions pas cette observation dans notre chapitre documentaire, car nous n'avons pu prendre de tracés. Mais on trouvera quelques précisions sur ce malade, au niveau des rapports de l'arythmie complète et de l'alternance (cf. p. 102).

§ 4. — Étude du ventricule alternant d'après la radioscopie

Nous ne croyons pas que la radioscopie puisse jamais être utile à l'étude de l'alternance ventriculaire. Hoffmann (99) qui, seul, a signalé ce moyen d'étude n'a, d'ailleurs obtenu que des résultats négatifs, et Vaquez et Bordet, étudiant les signes radioscopiques de l'insuffisance cardiaque, ne semblent pas avoir constaté d'alternance à l'écran.

ARTICLE II

ALTERNANCE DES ONDES ARTÉRIELLES OU POULS ALTERNANT

L'étude du pouls artériel est un des meilleurs moyens d'étude de l'alternance du ventricule. C'est surtout un procédé commode et le seul possible en clinique. La courbe de l'onde artérielle est une véritable courbe de tension qui permet d'apprécier la puissance du cœur. On ne saurait, évidemment, parler de valeur absolue; mais toutes les autres conditions restant égales chez le même individu, une différence de hauteur de deux courbes artérielles trahit certainement une différence de puissance du ventricule.

On a pu expérimentalement, dans un ou deux cas (Hering), étudier l'alternance du ventricule droit au niveau de l'artère pulmonaire.

Généralement, c'est surtout le ventricule gauche

qui a été le sujet d'étude préféré, et c'est le seul qu'on puisse bien étudier en clinique. On a pris, pour cela, le pouls de différentes artères, aorte et carotide dans les expériences ; humérale, radiale ou cubitale chez les malades. Munzer a eu la curiosité d'étudier le pouls des vaisseaux de la jambe. La fémorale avec son gros calibre et grâce au plan osseux résistant sur lequel elle repose, se prête aussi très bien à l'étude de l'alternance. Le choix de l'artère importe, d'ailleurs, peu, les résultats sont toujours identiques, ce qui est une preuve de plus de l'origine cardiaque et non artérielle du pouls alternant (Munzer). Il semble pourtant que l'on ait avantage à examiner une artère du plus gros calibre possible, car la dilatation du vaisseau sous l'effort de l'ondée sanguine est d'autant plus marquée qu'on se rapproche du cœur.

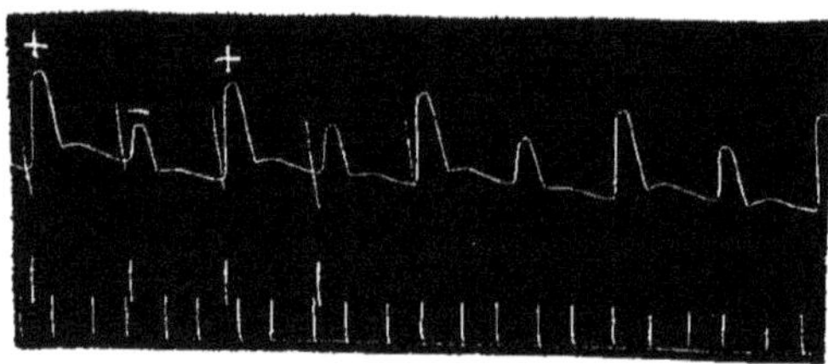

Fig. 4. — *Alternance oscillométrique.* — Tracé recueilli à l'aide d'une manchette brachiale, reliée à un tambour de Marey, par l'intermédiaire d'un sphygmoscope, et gonflé aux environs du chiffre de pression diastolique. L'alternance est très belle, mais était très marquée aussi ce jour-là au doigt et au sphygmographe (Tracé Vac...).

Deux procédés principaux[1] sont à notre disposition

[1] En collaboration avec notre maître le Dr Gallavardin, nous avons signalé un troisième procédé, dit *procédé oscillométrique.*

pour étudier le pouls : la *palpation* d'une part, l'*enregistrement mécanique* d'autre part. Le premier procédé, quoi qu'on en ait dit, est peut-être plus sensible que le deuxième; mais il a tous les inconvénients des méthodes subjectives. Le deuxième procédé, au contraire, donne de véritables documents qui persistent et que l'on peut étudier tout à l'aise. Seul, il permet de fixer et de détailler les caractères du pouls. Aussi est-ce par lui que nous allons commencer notre étude.

§ 1. — Étude du pouls alternant sur les Tracés sphygmographiques

La méthode idéale pour l'étude de l'alternance sphygmographique est évidemment celle qui est la

Après avoir installé l'oscillomètre, selon les règles habituelles, on commence par « dépasser franchement la pression systolique. En décomprimant ensuite lentement, on voit l'aiguille de l'oscillomètre animée d'oscillations supra-maximales banales, présenter d'abord des oscillations correspondant aux seules pulsations fortes, entre lesquelles viendront bientôt s'intercaler d'autres oscillations correspondant aux pulsations faibles. Baisse-t-on davantage la pression, l'alternance d'oscillations fortes et faibles devient encore plus nette ». (Voir la figure 4 recueillie à l'aide de ce procédé.) Ce procédé ne présente pas d'avantage bien particulier; l'observation est, au contraire, assez difficile, car l'aiguille ne part pas d'un point fixe, et, les oscillations consécutives ne présentant souvent pas exactement la même base, il est malaisé de juger de leur différence d'amplitude. Nous ne faisons donc que le signaler pour mémoire.

Enfin, à l'aide d'un dispositif spécial réalisant un pléthysmographe digital, nous avons tenté de déceler les alternances de faible degré; mais les résultats de ce *procédé pléthysmographique* n'ont pas été satisfaisants.

plus sensible. Expérimentalement, on s'est servi d'ampoules et de sondes introduites dans le vaisseau, ou de manomètres branchés sur l'artère. Cliniquement, on a enregistré les changements de calibre de la radiale ou de l'humérale au moyen d'un sphygmographe dont le modèle varie suivant les auteurs. Mais on a aussi employé la méthode turgographique en reliant la manchette brachiale de Recklinghausen à un tambour de Marey par l'intermédiaire d'un sphygmoscope, après l'avoir gonflé aux environs de la pression diastolique. Très commode, cette dernière méthode ne donne pas la richesse de détails du sphygmographe et peut laisser passer certaines alternances minimes. Le sphygmographe est bien le procédé de choix en clinique et, pour notre part, le plus grand nombre de nos tracés ont été recueillis avec l'appareil de Jacquet.

Quel que soit l'appareil sphygmographique employé, les détails de son application ont une certaine importance. On ne peut d'ailleurs les préciser à l'avance. C'est affaire de tâtonnements, suivant les cas particuliers. La grandeur de l'excursion des parois artérielles n'est pas directement proportionnelle à la valeur de l'ondée sanguine ; sous certaines conditions, conditions d'élasticité des tuniques artérielles et conditions de pression, le sphygmographe enregistre des ondes égales, malgré la valeur différente des contractions du cœur.

En règle générale, il faut chercher la plus grande amplitude possible du stylet inscripteur. Mais en certains cas, on se trouvera mieux de faire une application très douce de l'appareil sans forte pression sur le vaisseau, par exemple, lorsque la tension systolique est faible ou lorsque le chiffre de cette tension, tout en étant élevé au point de vue absolu, est plutôt bas, relativement au chiffre de la tension diastolique. Au contraire, avec de fortes valeurs de la tension systolique, il faudra parfois pratiquer sur l'artère une forte pression ; en effet, malgré la valeur inégale de deux ondes sanguines, la dilatation de l'artère sera très grande dans les deux et paraîtra sensiblement égale, pour peu que la différence de tension des deux ondes ne dépasse pas 5 à 10 mm. Hg. Dès lors, le tracé artériel enregistre des ondes égales ; mais une forte pression du sphygmographe soumet ces ondes à une véritable épreuve de force qui mettra en évidence la faiblesse de l'une d'elles (cf. fig. 6 et 12).

Les tracés recueillis par ces diverses méthodes offrent toutes une même image assez particulière du pouls qui constitue la caractéristique du pouls dans l'alternance du ventricule. Le pouls alternant présente certains *caractères fondamentaux* dont la présence est indispensable pour qu'on puisse qualifier un tracé du pouls de l'épithète d'alternant. Mais on peut aussi, dans certains tracés heureux, riches en détails, noter quelques particularités moins importantes qui sont des *caractères secondaires* du pouls alternant.

A. — CARACTÈRES FONDAMENTAUX DU POULS ALTERNANT

Ils ont été très bien indiqués dans la définition que Traube a donnée du pouls alternant dans son travail princeps de 1872. Le « pouls alternant est une suite de pulsations fortes et faibles qui se succèdent régulièrement, de telle façon qu'à une onde forte succède une onde faible et que l'onde faible est plus rapprochée de l'onde forte qui la suit que de l'onde forte qui la précède[1] ».

Les caractères fondamentaux du pouls alternant sont donc au nombre de deux : 1° *Différence d'amplitude des ondes*, se répétant de façon régulièrement alternante ; 2° *situation de l'onde faible* telle que cette onde est *plus rapprochée de l'onde forte qui la suit que celle qui la précède* ou tout au moins est *à égale distance de ces deux ondes.*

1° **Différence d'amplitude des ondes.** — C'est cette différence d'amplitude qui, par sa répétition régulière dans chaque couple, a fait donner le nom d'alternance à ce phénomène. Elle ne fait que traduire de façon objective la différence de valeur de la tension des ondes sanguines lancées par le cœur dans le système artériel. Cette différence d'amplitude porte généralement sur la *hauteur* des ondes (fig. 5). Dans quelques cas pourtant, où, pour déceler l'alternance du pouls, on a dû recourir à une forte pression du sphygmographe,

[1] Dans la plupart des livres classiques français sur les maladies du cœur, qui ont au moins signalé le pouls alternant, c'est cette définition qui a été donnée (Merklen, *Traité de Médecine Brouardel et Gilbert*, t. IV et EXAMEN ET SÉMÉIOTIQUE DU COEUR, Gallavardin, *Précis des maladies du cœur et de l'aorte*, Paris, O. Doin, 1908). Pourtant, dans le tome I de *Maladies du Cœur*, Paris, O. Doin, troisième édition, Huchard décrit jusqu'à quatre formes de pouls alternant. Seule sa *troisième* forme est un pouls alternant vrai.

c'est dans la *largeur* des ondes que se traduit leur différence d'amplitude[1] (fig. 6).

La valeur de cette différence d'amplitude est variable suivant les cas. Elle peut être très légère, ou très forte au contraire jusqu'à amener la disparition de l'onde faible (Lewis, Kahn et Starkenstein). On

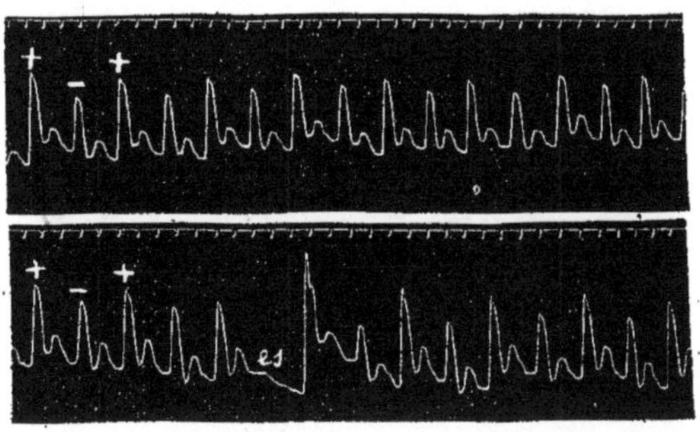

Fig. 5. — *Pouls alternant.* — Sur le premier tracé sphygmographique, les pulsations fortes et faibles se succèdent régulièrement. Sur le second, elles sont interrompues par une extrasystole *(e-s)* qui renforce l'alternance. Après chaque pulsation se voit une onde secondaire due au dicrotisme (Tracé Vac...).

peut donc observer tous les degrés imaginables de l'alternance.

Les hauteurs des deux ondes du couple alternant sont en proportion inverse l'une de l'autre. En conséquence, sur un même tracé, et toutes les autres conditions restant égales, plus la petite onde diminue, plus haute devient la grande onde. C'est donc dire que si le pouls alternant fait place à un pouls normal, la

[1] L'excursion du stylet inscripteur, en effet, n'est pas illimitée. Mais l'onde faible maintient moins longtemps le stylet au bout de sa course que l'onde forte.

hauteur de l'onde normale n'égalera pas la hauteur de l'onde forte du pouls alternant mais sera sensiblement la moyenne des deux ondes alternantes[1].

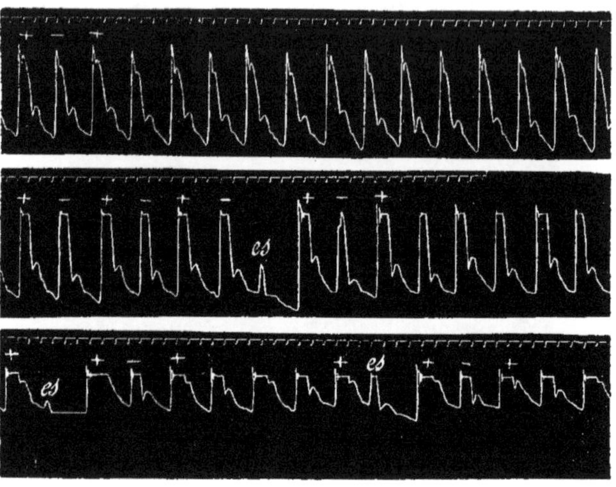

FIG. 6. — *Alternance continue du pouls, avec renforcement post-extrasystolique, se manifestant plus nettement dans la largeur que dans la hauteur des ondes.* — Ces trois tracés sont des fragments d'un même tracé et montrent que l'alternance devient de plus en plus nette à mesure qu'on modifie les conditions d'application du sphygmographe, c'est-à-dire qu'on augmente la pression du ressort. Mais l'alternance, au lieu d'être une alternance dans la hauteur des ondes, devient une alternance dans la largeur. On peut aussi remarquer la hauteur alternante du niveau des ondes dicrotes, et l'alternance d'amplitude de quelques accidents ou ressauts systoliques (Tracé obs. 2637 du 2 octobre 1913).

[1] Le rapport inverse des hauteurs des deux ondes du couple alternant relie en réalité moins la petite pulsation avec la pulsation forte qui la précède qu'avec la forte qui la suit. Aussi Gaskell appelle-t-il première pulsation du couple alternant l'onde faible et deuxième pulsation l'onde forte qui la suit. Mais ce fait est d'importance minime et nous continuerons à adopter l'usage courant qui appelle première pulsation la pulsation forte et deuxième pulsation la pulsation faible.

2° **Situation de l'onde faible par rapport aux deux ondes fortes qui l'encadrent.** — Cette situation de l'onde faible a donné lieu au commencement de notre siècle à quelques discussions assez vives. Actuellement, tout le monde est d'accord sur la place que doit occuper l'onde faible dans le pouls alternant vrai. Elle doit être plus rapprochée de l'onde forte qui la suit que de celle qui la précède. En pratique elle est très souvent à égale distance de ces deux ondes, le retard de l'onde faible étant inappréciable ; mais en aucun cas elle ne peut être en avance [1] (fig. 7 et 8).

Certains auteurs, avec Volhard, ont voulu faire de

[1] Nous devons, à ce propos, rappeler la conception primitive de Wenchebach. Cet auteur admettait deux types de pouls alternant : le *type I* était le pouls alternant *simple*, caractérisé par *l'avance de l'onde faible* (l'onde faible était donc plus près de l'onde forte précédente que de la suivante); le *type II* était le pouls alternant *compliqué d'un trouble de conduction*, caractérisé par le *retard de l'onde faible*.

Cette opinion fut vite reconnue fausse et n'a presque d'ailleurs jamais été admise par les auteurs. Seuls pourtant Rehfisch (Die Progrose, der Herzarythmie : *Deutsch. med. Wochen.*, 1903, Bd. XXIX, S. 373), et à sa suite, Job (les Arythmies cardiaques : *Revue de Médecine*, 1906, p. 810 et 816) ont décrit le pouls alternant comme caractérisé par l'avance de l'onde faible.

D'une part, en effet, l'onde faible ne peut être en avance dans le pouls alternant vrai. Si Wenchebach avait cru pouvoir l'admettre d'après des expériences de F.-B. Hoffmann, c'est que, ainsi que l'a fait remarquer Hering (86), il donnait à ces expériences une interprétation inexacte. Les explications, que nous donnons ailleurs sur le retard de l'onde faible, montrent assez qu'on ne saurait admettre comme pouls alternant le type I de Wenchebach. C'est un pouls pseudo-alternant par bigéminisme.

D'autre part, le type II n'est pas dû à un trouble de conduction. Bien que ce trouble existe parfois, il n'est toutefois pas nécessaire pour qu'il existe un retard de l'onde faible.

ce retard une condition *sine qua non* du pouls alternant. Théoriquement il devrait bien en effet toujours

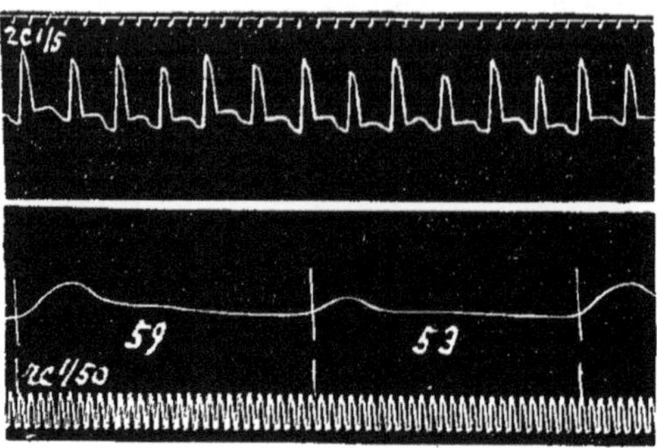

Fig. 7. — *Pouls alternant avec retard assez marqué de la pulsation faible* (Tracé Vac...).

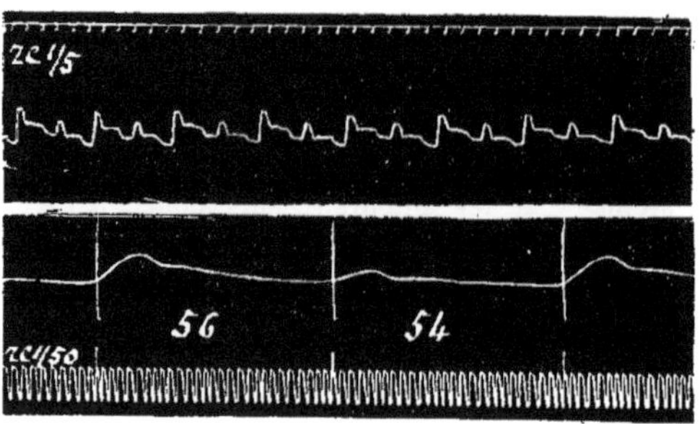

Fig. 8. — *Pouls alternant avec retard à peine sensible de la pulsation faible* (Tracé Casp...).

exister, et c'est d'ailleurs lui qui avait attiré l'attention de Traube sur « *cette forme particulière de pouls bigéminé* ». Mais comme il dépend directement de l'intensité de l'alternance (Rihl, 139), on comprend facilement que dans une alternance faible, les périodes puissent être sensiblement égales. Ainsi que l'a d'ailleurs fait remarquer notre maître le Dr Gallavardin, la valeur de ce retard est souvent trop petite pour pouvoir être appréciée sur les tracés ordinaires. Les tracés à grande vitesse — et c'est d'eux que parlait surtout Volhard—montrent beaucoup plus facilement le retard de l'onde faible. Ce serait donc un tort que de vouloir absolument considérer comme pouls pseudo-alternant tout pouls alternant dont l'onde faible serait à égale distance des deux ondes fortes voisines. De l'avis même de Hering, de Rihl (139), le retard de l'onde faible n'est pas indispensable pour authentifier un pouls alternant.

Les causes de ce retard ont été bien étudiées par Volhard et surtout par Hering qui en a fait l'étude à propos du retard de l'onde extrasystolique. Pour les bien comprendre, il faut se rappeler que dans l'alternance, si les contractions cardiaques doivent débuter à des intervalles absolument réguliers, les ondes sanguines nées de ces contractions, avant de mettre en mouvement le stylet inscripteur du sphygmographe, ont à vaincre diverses résistances qui peuvent modifier la vitesse de chacune d'elles. C'est ce qui arrive à l'onde forte et à l'onde faible de chaque couple alternant, d'où le retard de l'onde faible sur l'onde forte précédente. Parmi les causes de ce retard, les unes sont *d'origine cardiaque*, les autres, *d'origine artérielle*.

a) Causes cardiaques. — Elles seraient pour quelques auteurs (Hering, 86, Lommel, 119), les plus importantes. Une seule d'ailleurs est certaine : c'est *l'allongement du temps de tension du ventricule* (Hering et Volhard,). L'autre cause invoquée, l'*allongement du temps de conduction* (Wenchebach) lors de la petite systole, n'existe pas en règle générale; elle n'a une part de responsabilité dans le retard de l'onde faible que dans quelques cas exceptionnels.

α. Le *trouble de conduction*, que certains auteurs (Rumke, Lommel, etc.) ont invoqué pour expliquer le retard de l'onde faible, consisterait en un allongement du temps de conduction dont la valeur serait alternativement plus petite dans la forte contraction, plus grande dans la faible contraction. Cette explication ne reposait sur aucun fait précis, ses partisans estimant simplement cette hypothèse tout aussi admissible qu'une autre. Aussi fut-elle fort discutée, et actuellement, si certains auteurs tels que Spiess et Magnus-Alsleben restent hésitants, les autres — et c'est le plus grand nombre — ne l'admettent plus. C'est que Hering, Mackenzie, Rihl, Volhard, Hornung, Münzer ont très soigneusement étudié le temps de conduction dans des cas d'alternance avec fort retard de l'onde faible; toujours ils ont trouvé des valeurs constantes du temps de conduction dans les contractions fortes comme dans les contractions faibles. L'électrocardiogramme, qui est à ce point de vue surtout beaucoup plus précis que le tracé du pouls veineux, est absolument affirmatif.

Il y a quelques cas exceptionnels (Hering, 88, Rihl, 138, etc.) où l'on a pu constater un allongement du temps de conduction dans la petite systole; le retard de l'onde faible a été encore augmenté de ce chef.

Mais il n'en persiste pas moins que l'on ne peut, en règle générale, attribuer ce retard à un trouble de conduction.

β. *L'allongement du temps de tension du ventricule* au moment de la systole faible semble actuellement hors de conteste. Il est d'ailleurs facile d'en expliquer l'origine. En effet, avant de lancer dans l'aorte la masse sanguine qu'il contient, le ventricule doit, par sa contraction, augmenter la pression du sang intraventriculaire jusqu'à ce qu'elle soit égale à la pression existant à ce moment dans l'aorte. Alors seulement s'ouvriront les valvules aortiques, et le sang pourra passer dans le système artériel. C'est le temps de tension du ventricule. Pendant la contraction faible de l'alternance, ce temps de tension est augmenté pour deux raisons : 1° La force du myocarde étant, par définition même, moindre dans la faible contraction que dans la forte, il lui faudra plus de temps pour amener le sang intraventriculaire à la pression voulue ; 2° La valeur de la tension à laquelle doit être porté le sang intraventriculaire est plus forte lors de la faible contraction que lors de la forte (Kahn et Starkenstein). D'où nouvelle cause d'augmentation du temps de tension. En effet, la faible contraction n'envoie que peu de sang dans le système artériel ; la pression artérielle monte donc peu et va diminuer progressivement jusqu'à ce que le sang lancé par la forte contraction vienne la relever. Mais la quantité de sang est alors beaucoup plus grande ; la pression va donc monter plus haut que tout à l'heure ; puis elle diminuera comme précédemment, jusqu'à ce qu'arrive une nouvelle systole faible. Mais les contractions se suivant à des intervalles égaux, la pression artérielle n'a pas eu le temps de tomber au même chiffre que précédemment, puisqu'elle est partie d'un chiffre plus fort. Et ce qui prouve bien l'exactitude de ce raisonnement, c'est que dans le cardiogramme, le pied de la contraction faible est à un niveau plus élevé que le pied de la contraction forte (Hering, Volhard). Parfois on peut même constater le fait sur le tracé sphygmographique (Volhard), bien que le plus souvent, les deux ondes artérielles naissent à un même niveau.

En résumé, l'onde artérielle faible, lorsqu'elle arrive dans la carotide, est déjà plus en retard que l'onde forte sur le début de la contraction même du ventricule.

b) Cause artérielle. — Mais cette différence dans le retard des deux ondes sur le début de leur contraction va encore s'augmenter dans le système artériel, car l'onde faible chemine plus lentement que l'onde forte.

Lommel a nié ce facteur artériel et Heitz, étudiant le retard de l'onde faible sur l'onde forte précédente dans l'alternance post-extrasystolique, a également conclu à sa non-existence. Pour n'être pas d'une grande importance, la moindre vitesse de l'onde faible est cependant parfaitement démontrable. Comme le fait remarquer Volhard (155), le retard de l'onde faible sur l'onde forte précédente est plus petit au niveau de la carotide qu'au niveau de la cubitale. Münzer (128) constate le même fait, en comparant la carotide et les vaisseaux du mollet. On doit donc admettre que ce facteur artériel a bien une part dans le retard de l'onde faible (Volhard, Hœsselin, Münzer, etc.), mais son rôle est moins important que celui du facteur cardiaque. Il paraît d'autre part difficile d'admettre avec Hornung (100) qu'il faille aussi faire intervenir « une atonie » particulière du système artériel.

B. — CARACTÈRES SECONDAIRES DU POULS ALTERNANT

Ces caractères secondaires sont, les uns graphiques, les autres évolutifs :

1° **Caractère évolutif**. — C'est *la continuité du pouls alternant* dont Wenchebach fit même un caractère fondamental. Pour cet auteur, un pouls alternant authentique devrait au moins durer plusieurs heures, sinon quelques jours. Tout en reconnaissant la constance remarquable du rythme alternant dans certains cas, on ne peut admettre cette continuité de l'alternance comme un caractère essentiel du pouls alternant. L'alternance post-extrasystolique de Mackenzie était déjà une objection particulièrement sérieuse; mais il fut facile de trouver des faits où une alternance indiscutable ne durait que quelques instants, par exemple après un effort (Tabora, Vaquez, Lian, D. Windle, Gallavardin, Esmein).

2° **Caractères graphiques**. — Ces caractères n'ont vraiment aucune importance; ils ne présentent quelque intérêt que parce que certains d'entre eux montrent que tous les accidents du tracé des deux ondes, forte et faible, peuvent être aussi d'amplitude alternante.

a) Le *niveau du pied des deux ondes* devrait, d'après Riegel, être le même, dans l'onde faible comme dans l'onde forte. Assez fréquemment, c'est ce qu'on peut en effet observer. Mais on peut tout aussi bien avoir à faire à un pouls alternant vrai, quoique l'onde faible semble naître sur la ligne de descente de l'onde forte (cf. fig. 27).

b) Les ressauts que l'on peut constater parfois au niveau du plateau systolique de l'onde artérielle présentent aussi une alternance dans leur amplitude, lorsque le tracé est heureux (fig. 9).

c) L'onde dicrote, sur de bons tracés, est aussi quelque peu différente dans le pouls fort et dans le pouls faible. C'est ainsi que le niveau auquel apparaît le dicrotisme est souvent plus bas pour l'onde faible que pour l'onde forte (fig. 10).

§ 2. — ÉTUDE DU POULS ALTERNANT D'APRÈS LA PALPATION DIGITALE

On a beaucoup médit de la simple palpation pour déceler un pouls alternant. Pour Hering, Mackenzie, Tabora, Rehberg et presque tous les auteurs, l'alternance ne se sent au doigt que lorsqu'elle est particulièrement forte. Pour tous, le sphygmographe est bien supérieur au doigt. Peut-être bien, ce dernier n'a-t-il pas une si mauvaise presse que parce qu'on ne sait pas toujours l'employer.

1° **Manière de pratiquer la palpation.** — D. Windle a fait remarquer que pour sentir l'alternance, le doigt devait appuyer fortement dans les cas où existe une grosse hypertension, mais ne devait qu'à peine effleurer l'artère lorsque la tension est faible.

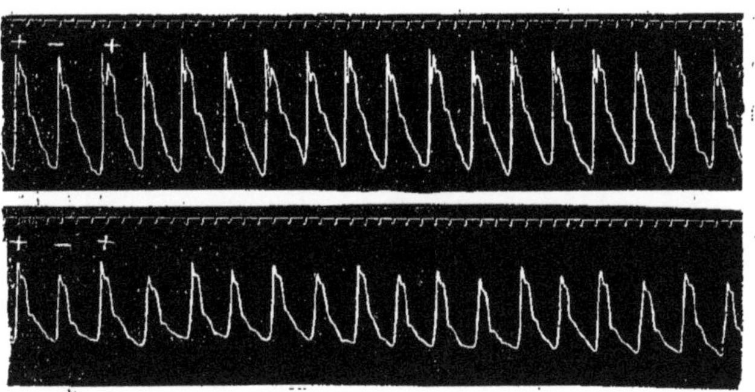

Fig. 9. — *Pouls alternant avec alternance nette du ressaut systolique.* — Tracé (obs. 2428) du 30 octobre 1913. Le tracé supérieur ne semble présenter aucune alternance ; mais une observation attentive montre une différence alternante dans la largeur des ondes et une alternance particulièrement nette de la hauteur du ressaut systolique. Le tracé inférieur présente l'aspect alternant typique ; il a pourtant été pris quelques instants après le tracé précédent, mais en faisant une application soigneuse du sphygmographe : application légère sur la face latérale de la radiale.

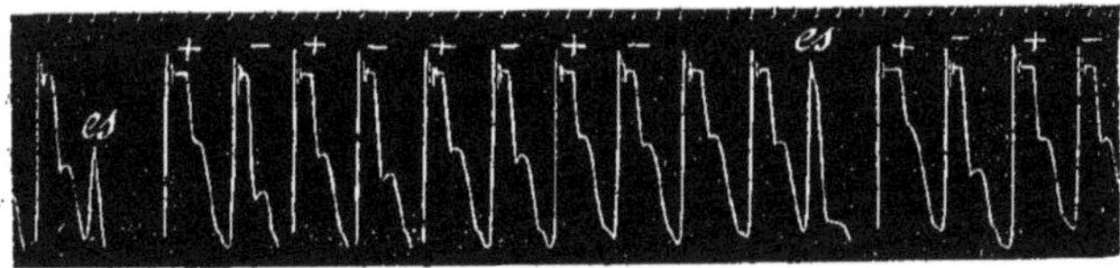

Fig. 10. — *Pouls alternant postextrasystolique avec alternance de l'amplitude et du niveau des ondes dicrotes.* — Tracé (obs. 2808). Ce tracé a été pris sous une forte pression du ressort de l'appareil de Jacquet, sur un pouls très bondissant dont il était difficile d'enregistrer l'alternance, malgré sa netteté à la simple palpation digitale. Il s'agit d'une alternance postextrasystolique qui ne se manifeste pas dans la hauteur des ondes, mais dans la largeur, où la différence est très nette. On peut remarquer, de plus, le niveau différent auquel apparaît l'onde dicrote pour chaque couple et l'amplitude plus forte de l'onde dicrote dans la faible pulsation que dans la forte.

C'est déjà là une excellente recommandation. Mais on ne sait pas toujours obtenir du pouls tous les renseignements qu'il peut donner, parce que, l'on oublie que la palpation de l'artère ne doit pas être unidigitale, mais pluridigitale, et que, dans la palpation, les doigts ne doivent pas tous avoir le même rôle. Dans le pouls alternant, tout particulièrement, une consciencieuse et minutieuse palpation a une grande importance.

Ce sont ordinairement les trois doigts médians qui palpent la radiale. Le doigt situé le plus près de l'extrémité distale du membre examiné, seul, ou à peu près, joue le rôle d'organe tactile; les deux autres sont surtout compresseurs. En comprimant l'artère lentement et progressivement, ces deux doigts forment une sorte de barrage qui gêne le passage de l'onde sanguine. Le sang ne pourra même plus passer, lorsque la pression exercée par les doigts sera supérieure à la tension systolique, car les parois artérielles seront alors au contact. Dans l'alternance, la tension systolique de l'onde forte étant plus forte que celle de l'onde faible, les doigts compresseurs arrivent à arrêter cette dernière onde, et le troisième doigt ne percevra que l'onde forte. Bien avant, d'ailleurs, d'arriver à l'extinction complète de la petite onde, le doigt perçoit déjà une différence dans la force de deux ondes consécutives. Tous ces renseignements seront d'autant plus nets et plus précis, que l'artère interrogée sera de plus gros calibre. L'humérale, au-dessus du pli du coude, convient particulièrement à la recherche de l'alternance; le doigt y perçoit bien mieux l'alternance qu'au niveau de la radiale.

Par cette palpation attentive, *pluridigitale*, il est bien rare qu'on laisse passer une alternance capable de s'enregistrer sphygmographiquement parfois même elle décèle une alternance là où le tracé ne donne rien. Enfin, la palpation peut avoir sur le sphygmographe un autre avantage dans certains cas. Dans les alternances faibles, en effet, où le diagnostic positif de l'alternance se pose, certains artifices, que nous étudierons plus loin, sont souvent employés pour tenter de la déceler. Mais ces artifices changent les diverses conditions de la circulation dans l'artère interrogée. Or, tandis que le doigt s'adapte instinctivement à ces nouvelles conditions circulatoires, le sphygmographe ne peut guère le faire et, dès lors, ne donne pas toute sa sensibilité.

2° **Caractères du pouls alternant à la palpation.** — Par la palpation seule peut être perçue la *différence de force des ondes*. Ce n'est évidemment là qu'un des caractères principaux du pouls alternant ; le deuxième caractère, *le retard de l'onde faible*, ne peut être apprécié que sur des tracés.

3° **Objections à la méthode.** — La palpation du pouls, comme moyen d'étude du pouls alternant, est passible de diverses objections assez graves.

α. C'est *une méthode subjective*, qui comme telle, est facilement passible d'erreur. Tout observateur peut se suggestionner et admettre à tort une alternance. Quelle que soit la valeur de ce reproche, que nous croyons surtout théorique, il est un moyen facile de l'éviter. C'est l'*épreuve du rythme,* que Hering (91) a d'ailleurs signalée déjà.

Cette *épreuve du rythme* consiste à donner la cadence de l'alternance à un aide qui étudie le pouls radial au niveau de l'autre membre. L'aide continue à rythmer mentalement la cadence (forte, faible, forte, etc.), tandis que l'observateur s'arrête d'examiner le pouls quelques minutes. Il le reprend ensuite et donne de nouveau la cadence. S'il ne s'agit pas de suggestion, et à moins qu'un accident extrasystolique ne soit survenu mais que l'aide aura perçu, la nouvelle cadence doit être identique à la première. L'épreuve peut, d'ailleurs, se répéter dix, quinze fois, et sera toujours positive dans l'alternance *continue.*

β. La méthode *ne montre qu'un des caractères essentiels du pouls alternant :* la différence de force : elle *ne peut apprécier la situation de l'onde faible.* Mais ce désavantage sur le sphygmographe n'est pas très important, car nous verrons que, même pour les tracés artériels, il est nécessaire d'étudier l'action même du cœur. C'est ce que l'on pourra faire afin de s'assurer que les ondes alternantes appartiennent bien à des contractions rythmiques.

Il est donc juste de réhabiliter la palpation comme moyen d'étude de l'alternance et de libérer l'alternance d'un joug sphygmographique et cardiographique trop exclusif. Si, dans nombre « de cas difficiles, seules les méthodes sphygmographiques peuvent donner la certitude, ce serait payer cette certitude bien cher que de faire de la connaissance de cette forme d'arythmie le privilège de quelques élus et de priver la clinique courante d'un signe pronostic important » (Gallavardin).

§ 3. — Diagnostic positif de l'alternance du pouls

Il est évident que l'alternance ne peut être découverte que si l'on étudie spécialement le pouls à ce sujet, soit sur des tracés, soit avec la simple palpation. Parler du diagnostic positif du pouls alternant peut donc paraître quelque peu inutile. Mais c'est que cette recherche de l'alternance du pouls est souvent très délicate, suivant le degré d'intensité de l'alternance.

Lorsque l'*alternance du pouls est forte*, il n'existe aucune difficulté pour la reconnaître. Un observateur tant soit peu averti la diagnostique au doigt; le sphygmographe, en tout cas, l'enregistre sans difficulté. Malgré son intensité, cette alternance peut ne pas se faire remarquer sur les tracés en certaines occasions, d'ailleurs assez rares. La respiration en effet, surtout s'il y a un peu de dyspnée, peut masquer la différence de hauteur des ondes sur le sphygmogramme, parce que le niveau du pied des ondes artérielles se trouve à des hauteurs variables et inconstantes (nous ne voulons parler ici ni de l'influence de la respiration sur l'alternance ni de la pseudo-alternance respiratoire). Les tracés ci-contre en sont un bel exemple (fig. 11). Un peu d'attention permettra rapidement d'affirmer l'alternance ; au besoin, la comparaison des hauteurs des ondes à l'aide du compas enlèverait le dernier doute. Il est d'ailleurs presque toujours possible de faire suspendre sa respiration, au moins quelques secondes, à un cardiaque; le tracé recueilli pendant l'apnée évitera toute erreur.

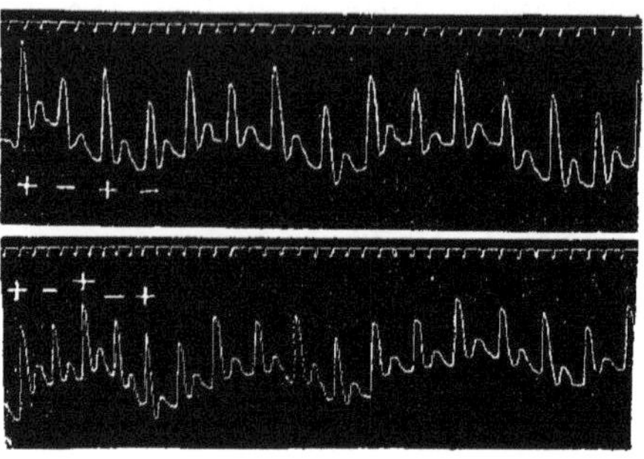

Fig. 11. — *Respiration et pouls alternant.* — Dans le tracé supérieur, l'allure générale de la courbe présente des ondulations respiratoires qui ne masquent pas l'alternance. Dans le tracé inférieur, l'alternance est tout aussi marquée, mais elle n'est pas évidente au premier coup d'œil, masquée qu'elle est par les ondulations respiratoires. Les tracés en grande vitesse font, d'ailleurs, facilement disparaître cette cause d'erreur (Vacq..., 8 octobre 1912).

Lorsque l'alternance du pouls est à son maximum, si bien que l'onde faible ne se laisse point percevoir ni au doigt, ni sur le tracé, on peut ignorer l'alternance et croire à un demi-rythme. C'est là une éventualité quelque peu théorique et, en tous cas, fort rare. Pour notre part, une palpation attentive nous a toujours fait redresser l'erreur. Même si la petite onde ne peut vraiment pas se sentir à la radiale, on pourra toujours soupçonner une alternance par l'auscultation du cœur ou la palpation du choc de la pointe, qui montreront deux contractions cardiaques pour une seule pulsation. Il restera ensuite à faire le diagnostic de cette pseudo-bradycardie des autres pseudo-bradycardies par bigéminisme ou trouble de conduction (voir plus bas).

C'est surtout dans les cas d'*alternance faible* que le diagnostic positif est embarrassant. En faisant varier les conditions d'application du sphygmographe,

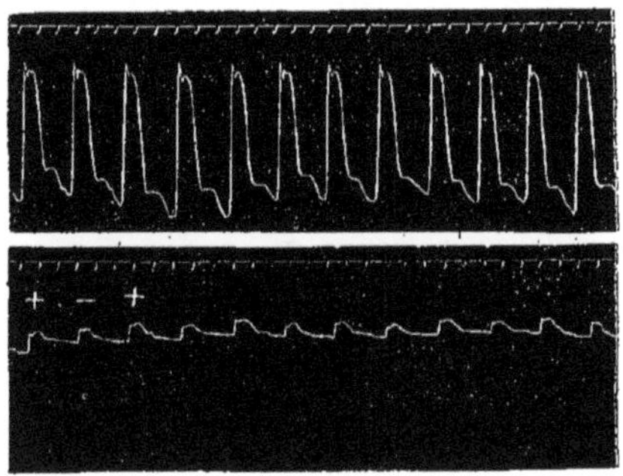

Fig. 12. – *Alternance continue difficilement enregistrable.* — Une application ordinaire du sphygmographe de Jacquet *(tracé supérieur)* était impuissante à la déceler. Avec une forte tension du ressort de l'appareil *(tracé inférieur)*, l'alternance apparaît nettement. On voit donc l'importance des conditions d'application du sphygmographe (Tracé, obs. 2577 du 30 octobre 1913).

comme nous l'avons dit plus haut, on peut parfois enregistrer une alternance après plusieurs essais infructueux (fig. 12). Mais on n'arrive pas toujours à un résultat satisfaisant. Heureusement, certains artifices sont, en pareils cas, d'un très grand secours ; les uns *augmentent l'intensité du trouble* pour qu'il apparaisse plus facilement ; les autres, par leur sensibilité plus grande, *décèlent l'alternance sans en changer l'intensité*.

A. — MOYENS D'AUGMENTER L'INTENSITÉ DE L'ALTERNANCE.

Il suffit pour cela de faire pratiquer au malade un effort (Tabora, Rihl, Rehberg, etc., etc.) : une montée d'escalier, quelques mouvements de salutation, un mouvement du bras même, etc. Mais par ce procédé on augmente le trouble ; parfois on le fait même apparaître, alors qu'il n'y avait qu'une prédisposition à l'alternance (cf. influence de l'effort, de la fréquence, de la respiration sur l'alternance). On ne se rend donc pas compte de l'importance du trouble dans le cas particulier. D'après notre expérience, d'ailleurs, le résultat recherché n'est pas toujours obtenu.

B. — MOYENS DE DÉCELER L'ALTERNANCE
SANS EN CHANGER L'INTENSITÉ

1° **Exposé du procédé.** — C'est A. Hoffmann le premier qui, en 1906, aux Congrès de Munich et de Stuttgart, a signalé la facilité du diagnostic de l'alternance, au moyen de la manchette brachiale du sphygmomanomètre. A sa suite, Rehberg a employé le procédé et insisté sur son intérêt. Enfin, Joachim (104), Vaquez (152), Lian (118) ont contribué à répandre ce procédé, que nous avons aussi étudié avec notre maître, le Dr Gallavardin.

Le principe de la méthode consiste à établir, au niveau de l'humérale, un barrage artificiel, réglable à volonté, qui gêne le passage des ondes sanguines. Pour passer dans les artères situées au-dessous, l'onde doit être assez forte pour soulever le barrage, en d'autres termes, sa tension systolique doit être plus forte que la pression exercée par le barrage sur les parois des vaisseaux. On conçoit donc facilement que, par une pression graduée sur l'humérale, on puisse arriver à ne laisser passer à la radiale que l'onde forte, et à arrêter l'onde faible ; bien avant, d'ailleurs, l'exploration de la radiale peut déjà montrer l'alternance, car cet obstacle artériel provoque une opposition plus nette des pulsations fortes et faibles[1].

Pour réaliser cet obstacle, on peut se servir, comme Hoffmann, Rehberg, Vaquez, etc., l'ont fait, de la *manchette du sphygmomanomètre* que l'on applique soigneusement au niveau du bras, et dont on élève la pression progressivement (fig. 13). La manœuvre s'exécute comme si l'on voulait prendre la tension systolique des pulsations fortes et celle des pulsations faibles. Mais plus simplement, on peut employer la *compression digitale* (Gallavardin et Gravier) de l'humérale au-dessus du pli du coude (fig. 14). L'augmentation de la pression des doigts doit être progressive et très prudente. Avec l'habitude, il est assez facile de la maintenir au degré voulu pour que l'alternance se maintienne sur une assez longue série de pulsations. Nous proposons d'appeler l'alternance décelée par ce procédé : *alternance huméro-radiale sphygmoma-*

[1] Cette compression humérale provoque, *parfois*, une légère accélération du rythme (on peut le voir sur les tracés 7 et 8 de Rehberg), pour les premières pulsations, tout au moins. Cela peut ncore contribuer à rendre plus nette l'alternance, mais l'importance de ce facteur, d'ailleurs inconstant, est tout à fait secondaire ici.

nométrique ou *digitale*, suivant le procédé de compression utilisé. Reste à étudier la radiale située au-dessous de la compression par les procédés habi-

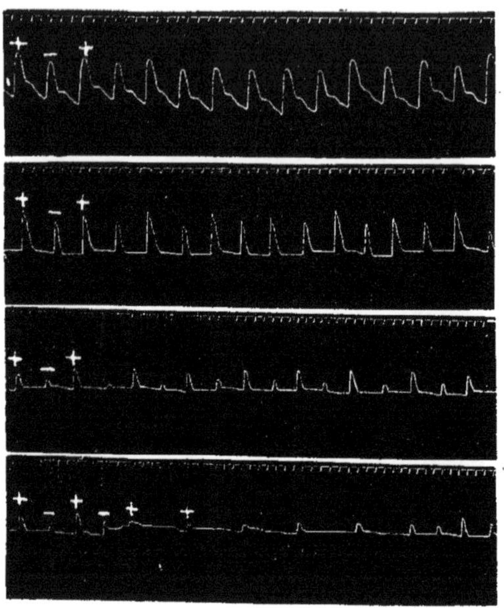

Fig. 13. — *Alternance sphygmomanométrique.* — Série de tracés sphygmographiques recueillis sur la radiale, avec manchette brachiale de Recklinghausen sur l'humérale. Le premier tracé représente un tracé sphygmographique simple, avec pression nulle dans la manchette : l'alternance est très peu marquée, douteuse au doigt. Les trois segments sous-jacents montrent la modification du pouls radial (sans interposition d'extrasystoles) lors d'une compression croissante dans la manchette : l'alternance s'accuse de plus en plus et sur le dernier tracé apparaît le dédoublement du pouls radial par extinction des pulsations faibles (Tracé Vac...).

tuels : sphygmographe, sphygmosignal (Vaquez), palpation digitale.

α. Le *sphygmogramme* recueilli avec l'aide de cet

artifice montre très nettement l'alternance croissante du pouls, à mesure qu'on élève la pression du barrage huméral. Bientôt, seules les grandes pulsations s'inscrivent et l'on assiste alors à un véritable dédoublement du pouls (fig. 15 et précédentes).

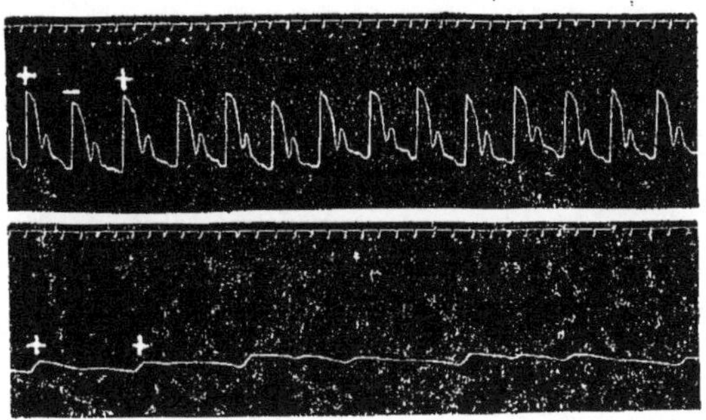

Fig. 14. — *Alternance bidigitale.* — Le tracé sphygmographique supérieur, recueili sur la radiale, présente une alternance très peu accusée et insensible à la palpation digitale simple. Le tracé inférieur montre la suite des pulsations radiales (sans interposition d'extra-systoles), recueillies lors de la compression digitale de l'humérale au-dessus du pli du coude. L'alternance est devenue très évidente par extrême atténuation des pulsations faibles et dédoublement des pulsations radiales (Tracé Bourg...).

Rehberg a même fait remarquer que le retard de l'onde faible s'accusait aussi, ce qui se comprend d'ailleurs aisément. Mais cette particularité n'est pas obtenue sur tous les tracés.

β. Le *sphygmosignal* de Vaquez peut remplacer le sphygmographe dans l'exploration de la radiale. Mais ce procédé ne nous paraît posséder aucun avantage bien appréciable, et ne doit pas être aussi sensible, à notre avis, que la *palpation bimanuelle* que nous allons décrire.

γ. La *palpation digitale* révèle très bien la différence des ondes, et apprécie exactement le moment où se fait le dédoublement du pouls. Elle est particulièrement sensible lorsqu'elle est pratiquée sous la com-

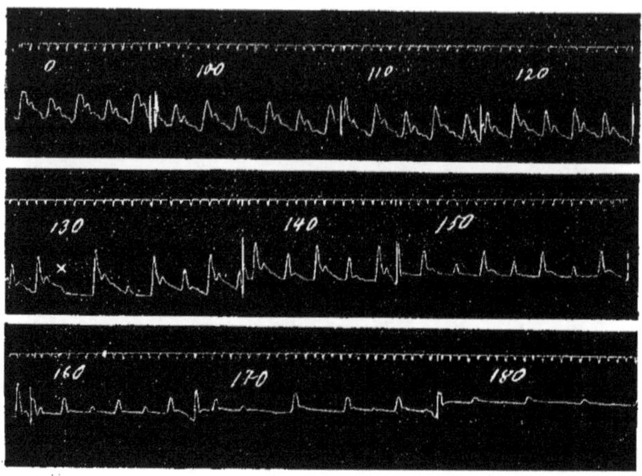

FIG. 15. — *Alternance sphygmomanométrique.* — Tracé n° 2 de Joachim. Tracé de pouls radial, pris sous compression humérale sphygmomanométrique dont la valeur est exprimée en millimètres de mercure par les chiffres 0-100-110, etc. On voit que l'alternance devient de plus en plus manifeste à mesure qu'augmente la pression humérale. La faible pulsation arrive à disparaître lorsque la pression exercée par la manchette sphygmomanométrique égale 170-180 millimètres de mercure.

pression digitale de l'humérale exercée par l'autre main disponible, au lieu de la compression *sphygmomanométrique*. C'est ce que nous avons appelé l'*alternance bidigitale* ; ce terme n'est peut-être pas des plus heureux, et *alternance bimanuelle* serait sans doute plus exact. Quoi qu'il en soit, la collaboration des deux mains, l'une comprimant l'humérale, l'autre palpant la radiale, donne à ce procédé une très grande sensibilité, d'autant que les sensations fournies par la palpation large de l'humérale et par l'exploration attentive de la radiale arrivent en quelque sorte à se contrôler et à s'additionner. Nous avons ainsi pu déceler des alternances que le sphygmographe ne pouvait enregistrer malgré l'aide de la compression sphygmomanométrique. En s'accusant les jours suivants, l'alternance put être enregistrée dans certains cas; mais chez quelques malades, elle continue pour le moment à rester à ce faible degré. Aussi n'hésitons-nous pas à déclarer que la méthode bimanuelle est le procédé de beaucoup le plus sensible pour déceler l'alternance. C'est aussi le procédé le plus commode, car il ne demande aucun instrument, peut être utilisé par tout médecin, et à l'improviste.

Pour éviter toute erreur de suggestion et donner à ce procédé subjectif une vérification en quelque sorte objective, il sera facile à l'observateur de contrôler ses sensations par leur *concordance* avec celles d'un aide opérant de la même façon sur le bras opposé, ou de faire pratiquer par cet aide *l'épreuve du rythme*, telle que nous l'avons décrite plus haut. Dans certains cas où l'enregistrement sphygmographique, même aidé de la compression manométrique de l'humérale, était incapable de déceler aucune alternance, nous avons pu répéter cette épreuve jusqu'à trente ou cinquante fois sans jamais faire une seule erreur; aussi n'hésitons-nous pas à affirmer que la *palpation bimanuelle rythmée*, telle que nous l'avons décrite avec M. Gallavardin, constitue le procédé le plus sensible pour déceler l'alternance au début, sorte d'*alternance minimale*, comme nous l'avons dénommée avec M. Gallavardin, latente par les autres procédés d'exploration.

Cette alternance au début, non enregistrable, est extrêmement fréquente, lorsqu'on sait la rechercher, chez les malades atteints d'insuffisance ventriculaire gauche ; on peut même dire qu'elle est presque la règle. Nous ne pouvons évidemment songer à publier ici, pas plus qu'à faire état dans ce travail, des observations où nous l'avons rencontrée. Nous relaterons cependant succinctement deux observations, avec tracés sphygmographiques simples ou recueillis sous la compression de l'humérale montrant bien que cette alternance, bien que très nettement perçue, n'était pas enregistrable.

La première de ces observations a trait, comme c'était le cas très général, à un malade brightique présentant des signes indéniables de fléchissement cardiaque.

Observation I (Dr Gallavardin).

Néphrite chronique de nature indéterminée. Insuffisance ventriculaire gauche légère, améliorée par traitement tonicardiaque et théobrominique. Abaissement de la tension systolique, 210-170.

Alternance, tout d'abord nulle, décelée au dernier examen par la palpation bimanuelle, mais non enregistrable (alternance minimale).

Evolution : en cours.

Malade (n° 2.430). Homme de soixante-quatre ans. Le malade est vu pour la première fois en février 1913. C'est un diabétique ancien, soigné déjà pour de la rétinite albu-

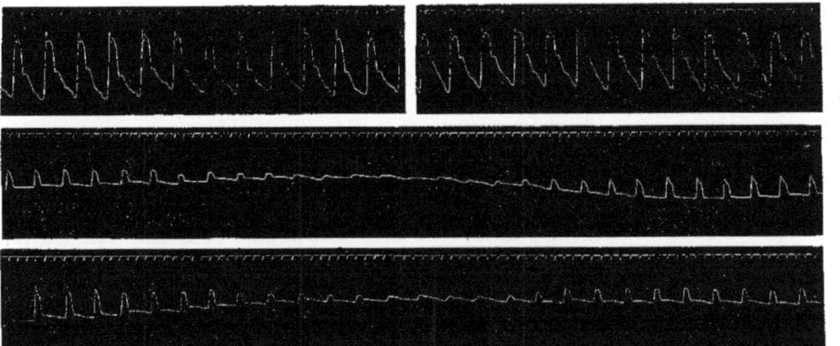

Fig. 16. — *Alternance bimanuelle rythmée, non enregistrable sphygmographiquement (alternance minimale).* — Les deux tracés supérieurs, qui sont des tracés sphygmographiques simples, pas plus que les deux tracés inférieurs, qui ont été recueillis à la radiale lors de la compression manométrique de l'humérale, ne montrent aucune trace d'alternance, alors que l'existence d'une légère alternance pouvait être affirmée par la palpation bimanuelle simple ou rythmée (Obs. 2.430, 29 octobre 1913).

minurique, qui ne se plaint que de dyspnée d'effort. Cœur gros, avec galop, pas d'ectasie aortique à la radioscopie, pouls à 100, hypertendu à 210 mm. Hg (Riva-Rocci) sans alternance. Pas d'œdème des jambes. Albuminurie dans les urines. On met le malade au régime lacto-végétarien, et on lui donne de la digitale, du trophantus et de la théobromine, en les alternant. Un mois plus tard, la tension est moins marquée, galop persistant, tension à 200 mm. Hg. On voit le malade en avril, juin et juillet 1913. L'essoufflement a plutôt diminué. Etat circulatoire meilleur. Tension, le 29 juillet : 170, pour une fréquence de 95.

En octobre, l'amélioration persiste. Pouls à 95, de tension 170, avec une alternance légère par la méthode bimanuelle, que l'on ne parvient pas à enregistrer (fig. 16). Au cœur, ni galop, ni souffle. Cependant, cette alternance est bien réelle, car elle est très nette par la palpation bimanuelle huméro-radiale, et le jour même où l'on essaya en vain de l'enregistrer, on put la rythmer avec un autre observateur plus de vingt fois de suite, sans faire une seule erreur.

De novembre 1913 à février 1914, le malade fut examiné plusieurs fois, et l'on retrouva toujours de l'alternance bimanuelle. La dyspnée persistait, ainsi que les signes ordinaires de l'insuffisance ventriculaire gauche.

La seconde observation avait cela de particulier, que l'alternance bimanuelle fut décelée chez une femme âgée, hypertendue très modérée, mais ne présentant vraiment aucun signe d'insuffisance cardiaque. C'est la seule observation que nous ayons pu recueillir ainsi, mais il n'est pas douteux que ce sont de tels cas dont il sera particulièrement intéressant de suivre l'évolution ultérieure.

Observation II (Dr Gallavardin).

Etat hypertensif très modéré, sans aucun symptôme fonctionnel. Alternance bimanuelle rythmée constante, sans enregistrement graphique possible (alternance minimale).

Evolution : en cours.

Femme de soixante-huit ans, tisseuse (R... Elisabeth), vient à l'hôpital, service du Dr Gallavardin, le 1er octobre 1913.

Elle ne se plaint que de bourdonnements d'oreille, et de fait l'examen ne révèle aucun signe anormal au niveau des divers appareils. Pas le moindre essoufflement, même après l'effort, Le cœur est régulier. Il semble de grosseur normale et ne présente aucun souffle ; le deuxième bruit est un peu claqué.

C'est par hasard que l'on s'aperçoit que le pouls, dont la tension est à peine un peu élevée (140 millimètres de mercure au Riva-Rocci), présente de l'alternance, qu'on peut étudier pendant plusieurs jours de suite. On peut ainsi voir les caractères un peu particuliers de cette alternance. C'est une alternance légère, car : 1° la simple palpation radiale ne permet absolument pas de la soupçonner, et 2° malgré plusieurs séances de sphygmographie, on n'a pu l'enregistrer. On a pourtant successivement essayé la sphygmographie simple, avec l'appareil de Jacquet, les tracés turgographiques de l'humérale et la sphygmographie radiale, accompagnée de la compression humérale (compression sphygmomanométrique et compression digitale) (fig. 17). L'existence de cette alternance ne peut pourtant pas faire de doute, et on peut la mettre en évidence de deux façons :

1° L'exploration bidigitale la révèle très facilement et très nettement. Si, comme contrôle, on donne une première fois le rythme de l'alternance à un autre observateur qui tient l'autre pouls radial, et continue à la rythmer sur ce pouls, on peut — et cela à plus de trente reprises — lâcher le

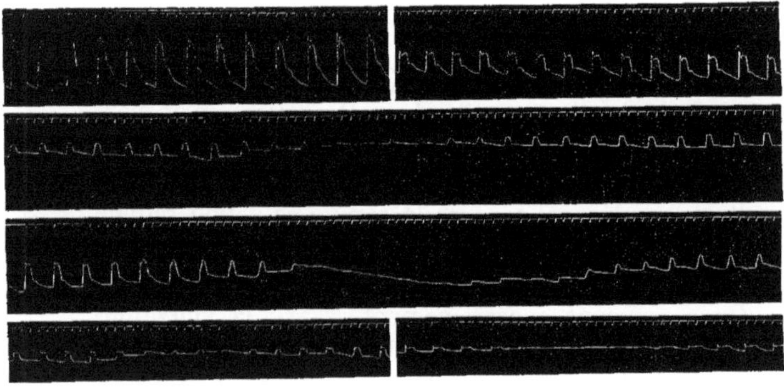

Fig. 17 — *Alternance bimanuelle rythmée, non enregistrable sphygmographiquement (alternance minimale).* — L'alternance bimanuelle était d'une extrême netteté et cependant il fut impossible, sur des tracés sphygmographiques simples avec pression variable du ressort (deux tracés supérieurs) ou sur des tracés radiaux recueillis lors de la compression de l'humérale par une manchette pneumatique (quatre tracés inférieurs) de faire apparaître cette alternance (R... Elisabeth, 4 octobre 1913).

pouls un temps suffisant et chercher à nouveau le rythme de l'alternance. A chaque épreuve, le rythme donné coïncide toujours avec celui qui est gardé par le deuxième observateur.

2° La palpation large de l'humérale au-dessus du pli du coude, avec trois doigts, permet aussi de sentir l'alternance; on constate aisément que la palpation humérale est beaucoup plus sensible que l'exploration radiale. La compression sphygmomanométrique ne donne pas de résultat, quel que soit le soin qu'on y apporte. Enfin, nous avons essayé de comprimer l'humérale au moyen de l'appareil de Pachon, espérant qu'au niveau des oscillations maximales, qui étaient de 12 à 14 divisions dans notre cas, on pourrait noter une différence alternante d'amplitude de ces oscillations. Mais le résultat fut négatif.

Le *procédé oscillométrique* ne donnait rien chez cette malade; en effet, la manchette humérale, gonflée au taux de la pression diastolique et mise en communication avec l'oscillomètre de Pachon, donnait naissance à des oscillations assez amples de 12 à 14 divisions, mais sans aucune alternance visible. Enfin, l'*enregistrement turgographique* des battements de l'humérale, pratiqué à l'aide de la chambre photographique de l'électrocardiographe, donne de longues séries de pulsations de 2 centimètres et demi de hauteur, mais sans aucune alternance.

2° **Intérêt de ces méthodes.** — Cet intérêt est double.

1° Tout d'abord ces procédés permettent un *diagnostic positif de l'alternance* dans des cas particulièrement délicats; c'est même là leur principal but (fig. 18, 19 et 20).

2° Mais de plus, on peut par leur aide *mesurer l'intensité de l'alternance*, c'est-à-dire la différence

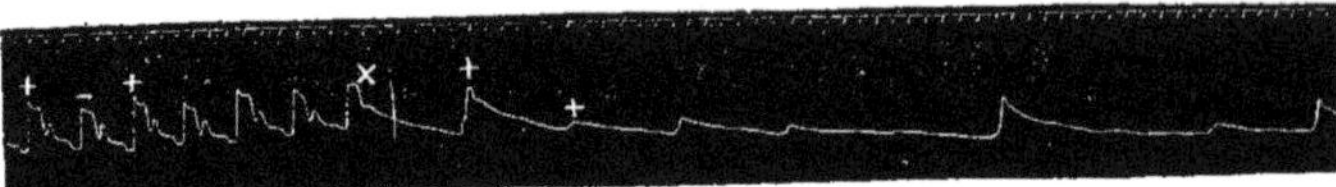

Fig. 18. — *Alternance légère, mise en évidence par la compression digitale de l'humérale.* — Tracé sphygmographique radial recueilli avant et après la compression digitale de l'humérale (en X). L'alternance, à peine sensible auparavant, s'accuse nettement par le dédoublement du nombre des pulsations radiales et la persistance des seules pulsations fortes (Tracé Bourg...).

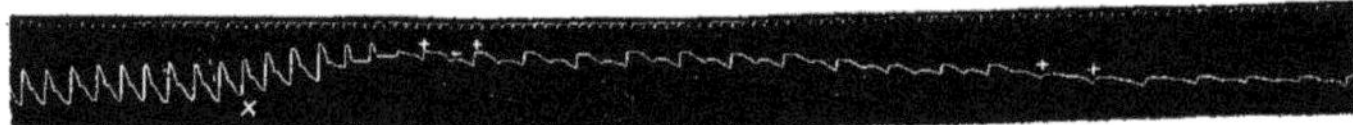

Fig. 19. — *Alternance latente, mise en évidence par la compression de l'humérale.* — Il s'agissait ici d'une alternance complètement latente au doigt et au sphygmographe, dévoilée cliniquement par la palpation bidigitale et très nettement prouvée par la compression pneumatique de l'humérale. Peu après le début de la compression par la manchette brachiale (X), on voit l'alternance se manifester sur le tracé radial et, dans la dernière partie du tracé, le pouls se dédouble par extinction de la pulsation faible (Tracé Laur...).

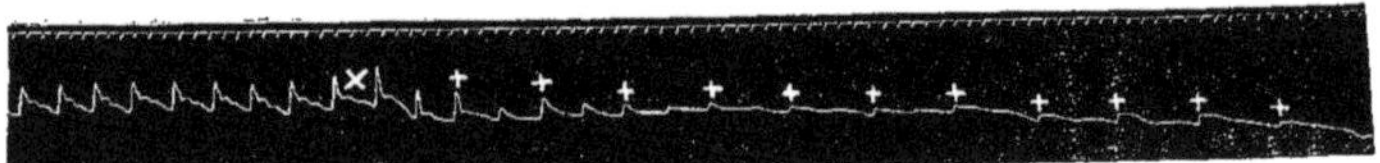

Fig. 20. — *Alternance latente.* — Comme la précédente, cette alternance était insensible au doigt, invisible sur le tracé sphygmographique. Elle fut dévoilée, chez une jeune femme brightique avec hypertension à 220 millimètres de mercure et essoufflement datant de trois mois, uniquement à l'aide de la palpation bidigitale : la compression digitale de l'humérale provoquant très nettement le dédoublement des pulsations radiales. Le tracé radial ci-dessus, recueilli immédiatement avant et pendant la compression de l'humérale (X), par une manchette pneumatique brachiale, rend évidente l'alternance, puis le dédoublement des pulsations radiales (Tracé Eyn...).

qui existe entre les tensions systoliques des ondes du couple alternant.

Il suffit en effet de noter la différence de niveau manométrique des pulsations fortes et faibles. Pour apprécier[1] cette différence de niveau, il faut mesurer le « décalage de tension qui s'opère à partir du point où l'on perd les pulsations faibles, jusqu'au point où les pulsations fortes disparaissent également ». On peut aussi suivre la marche inverse, c'est-à-dire éteindre d'abord toutes les pulsations en élevant fortement la pression dans la manchette diminuer ensuite progressivement la pression en notant le niveau auquel apparaissent les ondes fortes et le niveau auquel apparaissent les ondes faibles (Mackenzie). La différence des deux niveaux mesure l'intensité de l'alternance.

Les chiffres obtenus par les auteurs, Mackenzie, Joachim, Münzer, Rihl varient entre 10, 15 et

[1] On peut aussi (Gallavardin et Gravier) mesurer l'intensité de l'alternance avec le *procédé oscillométrique* (cf. note p. 38). On mesure en effet « la différence de *niveau manométrique* entre le moment où les oscillations dues aux pulsations fortes se manifestent seules et le moment où les oscillations dues aux pulsations faibles, viennent à s'intercaler entre les premières. Cette mensuration peut s'effectuer à l'aide du tonomètre de Recklinghausen ou de l'oscillomètre de Pachon, plus sensible ; la surestimation donnée par ces appareils dans la mesure de la tension systolique par la méthode oscillatoire n'est pas à craindre puisqu'il ne s'agit plus de chiffres absolus, mais de différence entre deux chiffres ». Mais cette méthode de mensuration est moins commode, car elle comporte les mêmes objections que celles que nous avons faites à *l'alternance oscillométrique*.

Vaquez a proposé de mesurer l'intensité de l'alternance, à l'aide de son sphygmosignal, d'après la différence de hauteur des oscillations. Mais l'étendue des oscillations ne peut donner qu'une idée approximative de cette intensité, et non une mesure exacte.

20 millimètres de mercure. Seul Strasburger a trouvé 40 mm. Hg, avec une tension systolique (Riva-Rocci) de 210 millimètres pour les ondes fortes et de 170 millimètres pour les ondes faibles ; mais il s'agissait dans ce cas d'extrasystoles retardées, et non d'alternance, ce qui explique ce chiffre particulièrement fort de 40 millimètres. Dans nos observations, nous avons noté les chiffres de 10, 15 et 20 millimètres aussi. On peut évidemment trouver des chiffres plus bas, de 5 millimètres, mais il est fort difficile de pouvoir les affirmer, car ces mesures deviennent très délicates dans les alternances faibles.

3° **Conclusion.** — De cette étude diagnostique de l'alternance, il ressort nettement que l'intensité de l'alternance du pouls est fort variable. Pour la pratique courante il peut être intéressant d'essayer de classer les divers degrés d'alternance, sans d'ailleurs vouloir attacher à pareille classification une valeur absolue, encore moins une valeur pronostique. On peut à notre avis distinguer trois degrés d'alternance du pouls : *l'alternance accusée, l'alternance légère et l'alternance minimale*, étant entendu qu'il ne saurait exister entre elles de démarcation nettement tranchée.

a) L'alternance accusée est celle qui se perçoit facilement à la simple palpation radiale et qui frappe immédiatement l'attention sur les tracés.

b) L'alternance légère demande une palpation très attentive de l'artère pour être décelée. Pour l'inscrire sur un tracé, il faut user d'artifice, prendre par exemple le tracé sous compression sphygmomanométrique de l'humérale.

c) *L'alternance minimale* enfin répond à ce degré de l'alternance où seule la *palpation bimanuelle huméro-radiale* permet de la déceler, sans qu'il soit possible de l'enregistrer, quelle que soit la méthode employée. La notion de cette alternance minimale *étend donc le champ d'étude de l'alternance en clinique*. Elle *permettra de plus de mieux apprécier la valeur du symptôme : pouls alternant*, lorsque l'on aura pu suivre l'évolution de quelques malades présentant ce premier degré de l'alternance.

§ 4. — DIAGNOSTIC DIFFÉRENTIEL DE L'ALTERNANCE DU POULS

Le diagnostic différentiel du pouls alternant est un des gros écueils de l'étude de l'alternance. La confusion est en effet très facile entre un *pouls alternant* et un *pouls bigéminé*, et nombre d'auteurs, pourtant très avertis, s'y sont trompés. Mais une fois éliminé le pouls bigéminé, comme plusieurs auteurs l'ont fait remarquer, le diagnostic de l'alternance vraie du pouls est certain. Dans quelques cas pourtant, quelque peu particuliers, on peut avoir à diagnostiquer le *pouls alternant* du *dicrotisme du pouls*, et surtout des *bradycardies* et de *l'arythmie complète*.

A. — DIAGNOSTIC DE L'ALTERNANCE ET DU DICROTISME DU POULS

Bien que Schreiber (143) ait assez longuement insisté sur ce diagnostic, il ne nous paraît guère mériter plus qu'une simple mention. Jamais un œil, quelque peu familiarisé avec les tracés, ne commettra pareille erreur. En tous cas, le cardiogramme suffirait à éloigner le moindre doute puisque l'onde dicrote ne répond à aucune action cardiaque.

Nous signalerons toutefois que, sous le nom de *dicrotisme cardiaque*, Kuliabko (28) a décrit un phénomène d'alternance ventriculaire. C'est le seul cas où l'on ait jamais employé ce terme pour désigner l'alternance.

B. — DIAGNOSTIC DE L'ALTERNANCE VRAIE ET DE LA PSEUDO-ALTERNANCE RESPIRATOIRE DU POULS

Davenport-Windle (165) a donné le nom de pseudo-alternance respiratoire à de simples variations respiratoires du pouls qui n'affectent aucunement l'apparence de pouls alternant. Ce sont là des variations banales qui ne peuvent donner lieu à l'erreur, et ne méritent pas ce nom. Mais il existe une forme de pouls alternant absolument régulier qui ne se distingue du pouls alternant vrai que par son origine uniquement respiratoire. C'est donc une pseudo-alternance du pouls, sans alternance du cœur. Cette pseudo-alternance est d'ailleurs assez rare, car son apparition demande plusieurs conditions : 1° un rythme respiratoire sensiblement égal à la moitié du rythme cardiaque ; 2° une dépression inspiratoire suffisamment marquée de la tension systolique. Lorsque ces conditions sont réalisées, on comprend facilement que l'onde artérielle qui survient au moment de l'inspiration sera déprimée, tandis que l'onde artérielle expiratoire sera plus élevée (tracé, 21).

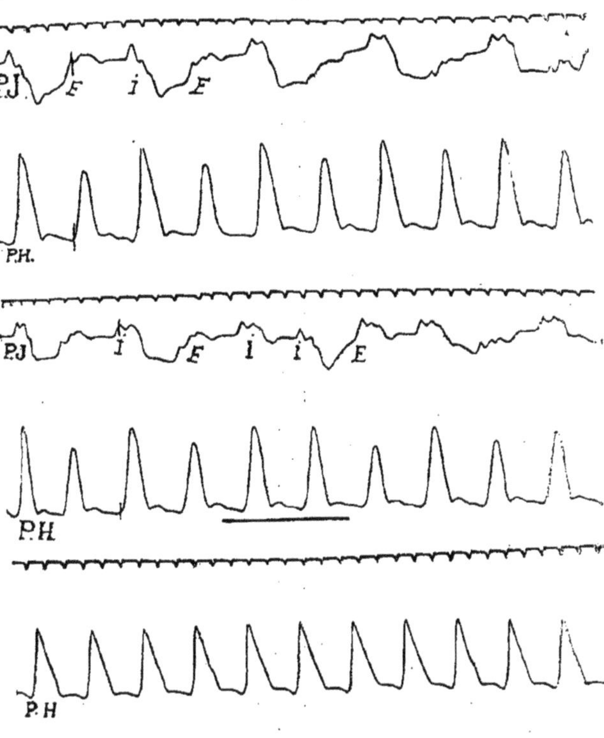

Fig. 21. — *Pseudo-alternance du pouls d'origine respiratoire* (Tracé dû à l'obligeance du Dr Bret). — Ces trois tracés sont des fragments d'un long tracé recueilli avec l'appareil de Mackenzie. La courbe veineuse jugulaire P J montre nettement, dans les deux premiers tracés, les phases respiratoires indiquées par les lettres E (expiration) et I (inspiration). Le tracé artériel P H montre une alternance régulière des ondes dans le premier tracé (tracé supérieur), l'onde forte correspondant à la phase inspiratoire Mais dans le deuxième tracé, on remarque un changement de sens de l'alternance artérielle (partie soulignée), deux ondes fortes se suivant; la courbe jugulaire montre au même moment une irrégularité de la courbe respiratoire, deux inspirations se succédant rapidement, sans expiration complète. Enfin, dans le troisième tracé, on a fait suspendre la respiration; le pouls artériel est d'une régularité absolue, sans la moindre alternance. L'alternance des premiers tracés n'est donc qu'une pseudo-alternance respiratoire; l'alternance régulière du premier tracé est due à ce que le rythme respiratoire est exactement la moitié du rythme cardiaque.

Le diagnostic en sera toujours assez facile, avec un

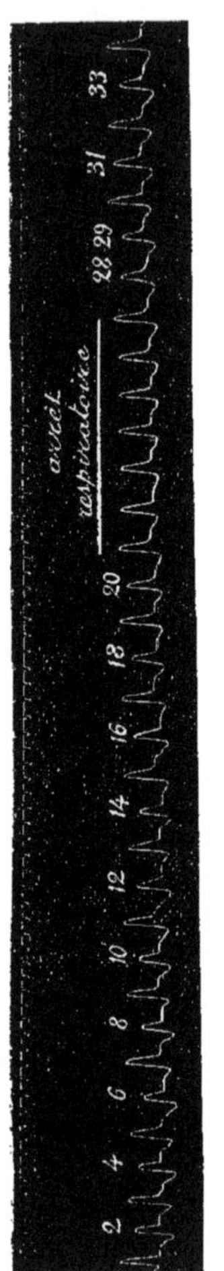

Fig. 22. — *Pseudo-alternance du pouls d'origine respiratoire.* — Tracé radial recueilli chez un jeune homme de vingt ans, granulique, avec un pouls rapide à 120 et un rythme respiratoire autour de 60 par minute. Bien que la première partie du tracé rappelle absolument l'image d'un pouls alternant vrai, il s'agit d'une pseudo-alternance respiratoire, car l'arrêt respiratoire restaure la régularité d'amplitude des pulsations et, de plus, on voit vers la fin du tracé le sens de l'alternance se modifier sans production d'extrasystole. Les pulsations faibles correspondent à la dépression inspiratoire du pouls, et, le rythme respiratoire étant à la moitié du rythme circulatoire, on comprend l'allure alternante du tracé sphygmographique.

peu d'attention, grâce aux particularités suivantes qui caractérise l'alternance respiratoire.

a) Il n'y a pas entre la petite pulsation et la grande qui la suit un rapport rigoureusement inverse dans les divers couples.

b) L'alternance régulière ne se prolonge guère plus de 10 à 15 pulsations, car il y a bientôt une petite discordance entre le rythme respiratoire et le rythme cardiaque. On trouve ainsi deux ou trois ondes successives de même hauteur, et lorsque l'alternance reprend, elle est souvent de sens inverse (fig. 22).

c) Enfin, il suffit, ainsi que l'a signalé Rihl (139) et que le montrent nos tracés, de faire suspendre un instant la respiration, pour voir le tracé artériel devenir régulier.

Dans certains cas, il pourra d'ailleurs exister une alternance vraie avec la pseudo-alternance respiratoire qui augmentera ou masquera la première. L'épreuve de la suspension de la respiration permettra toujours d'attribuer à chacune ce qui lui revient.

C. — DIAGNOSTIC DU POULS ALTERNANT ET DU POULS BIGÉMINÉ

Ce diagnostic n'est pas aussi simple qu'on pourrait le croire ; toutes les difficultés en ont bien été démontrées par Hering (86). Nous devons l'étudier :

1° *D'après les seules données du tracé artériel ;* 2° *par la comparaison*, s'il en est besoin, *du tracé artériel et du travail du cœur.*

1° *Diagnostic du pouls alternant et du pouls bigéminé sur les tracés sphygmographiques.*

On a beaucoup étudié l'image sphygmographique du pouls alternant et du pouls bigéminé afin d'y chercher quelques particularités qui permissent de faire le diagnostic de ces deux arythmies. Les conclusions auxquelles on est parvenu sont pour la plupart exactes. Mais elles ne permettent le diagnostic que dans des cas suffisamment tranchés, et deviennent absolument insuffisantes, dès que le problème est un peu délicat. On ne saurait donc avoir une confiance aveugle dans ces moyens diagnostiques, qui sont basés sur : l'*évolution du pouls*, le *niveau du pied de la petite onde* du couple alternant, enfin la *place de cette petite onde* entre les deux ondes fortes qui l'encadrent.

1° **Diagnostic de l'alternance et du bigéminisme d'après l'évolution du pouls.** — α. La *longue durée* de l'alternance du pouls serait, pour Wenchebach, ainsi que pour Lewis (113), Schmidt (141), etc., un argument en faveur d'une alternance vraie. Dans la conception primitive de Wenchebach du pouls alternant avec avance de la petite onde, c'était même le seul signe caractéristique. En réalité, la continuité du pouls alternant n'a aucune valeur, car, d'une part il existe des pouls alternants vrais de minime durée, d'autre part il n'est pas très rare de noter des rythmes couplés durant plusieurs heures.

β. L'*augmentation de l'alternance*, sous l'influence

de l'*effort, de l'accélération du rythme* (Lewis 113), ne peut être qu'une présomption, car toutes ces influences peuvent modifier dans le même sens un pouls bigéminé.

γ. La *présence de pauses sur le tracé artériel,* qui rappellent absolument les pauses extrasystoliques, ne suffit pas non plus à éliminer complètement l'hypothèse d'un pouls bigéminé. C'est pourtant un des principaux arguments qu'avait employés Strasburger (146) pour démontrer l'alternance chez son malade. En réalité, au cours d'un rythme bigéminé certain, dont l'extrasystole arrive très retardée, on peut observer des intermittences qui sont dues, soit à une avance inopinée de l'extrasystole (fig. 23 et 24), soit surtout à l'éclosion d'une deuxième extrasystole qui suit immédiatement l'extrasystole du rythme bigéminé, et ne marque pas sur le tracé artériel (fig. 25 et 26). Nous avons pu voir ce fait sur des tracés artériels et électriques, dont nous donnons ici un échantillon. Sans l'électrocardiogramme, l'erreur eût à peu près été fatale, et l'on aurait cru à de l'alternance vraie.

δ. La *disparition de l'alternance* s'effectue *lentement et progressivement,* jamais brusquement, et le pouls régulier, qui fait suite au pouls alternant, est composé d'ondes dont la hauteur est assez exactement la moyenne des hauteurs des deux ondes alternantes (Wenchebach, 159). C'est là un caractère exact du pouls alternant vrai, mais il n'a rien de pathognomonique et peut exister dans un pouls bigéminé [1].

[1] La pulsation forte du couple bigéminé est, en effet, plus haute qu'une pulsation normale, par suite du repos compensateur.

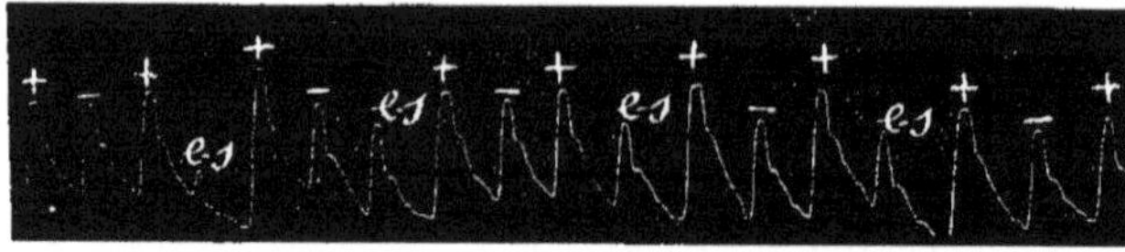

FIG. 23. — Tracé (obs. 2694).

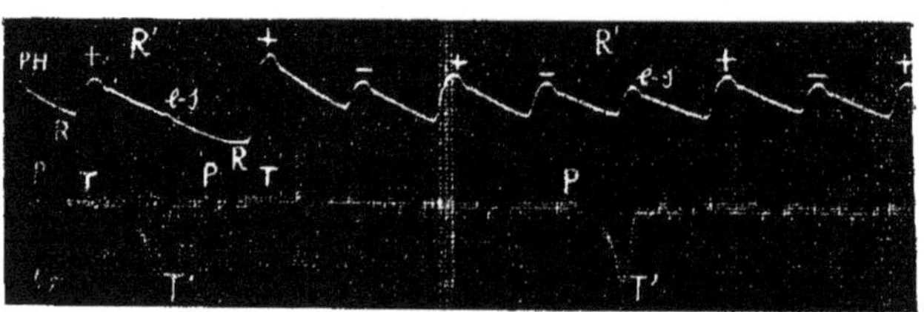

FIG. 24. — Tracé (obs. 2694) réduit de moitié. — *Mélange de pouls alternant et pseudo-alternant avec intermittence extrasystolique du pouls due au moindre retard d'une extrasystole.* — Dans la figure 23, le tracé artériel montre une première extrasystole facilement reconnaissable. Les trois autres extrasystoles *(es)* ressemblent, au contraire, à des systoles normales, et ne se laissent diagnostiquer qu'à un examen minutieux.

La figure 24 a été recueillie dans la même séance que la figure précédente. La courbe supérieure représente le pouls huméral; la courbe inférieure est la courbe électrographique. On voit sur ce tracé un pouls alternant interrompu par deux extrasystoles ventriculaires *(es* ou R' T'). La première extrasystole R' T' donne une onde artérielle *(es)* à peine marquée; la deuxième, au contraire, donne une onde artérielle de hauteur presque normale. Mais l'on peut voir que cette deuxième extrasystole est moins prématurée que la première puisque son onde R' débute alors que l'onde auriculaire normale P est déjà apparue, tandis que cette onde P n'existe pas avant la première extrasystole. De plus, elle suit une contraction faible tandis que la première suit une contraction forte, ce qui peut avoir une certaine importance. La présence dans un tracé d'une *intermittence* extrasystolique nette ne suffit donc pas pour affirmer la nature alternante vraie d'une suite de pulsations alternativement fortes et faibles. (Au milieu de cette figure se trouvent quelques accidents qui sont dus au fonctionnement défectueux de l'appareil donnant le repère, mais qui sont sans importance pour la lecture du tracé.)

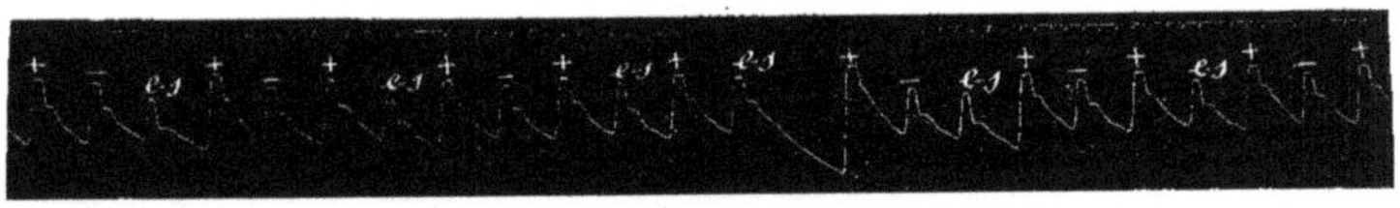

Fig. 25. — Tracé (obs. 2694).

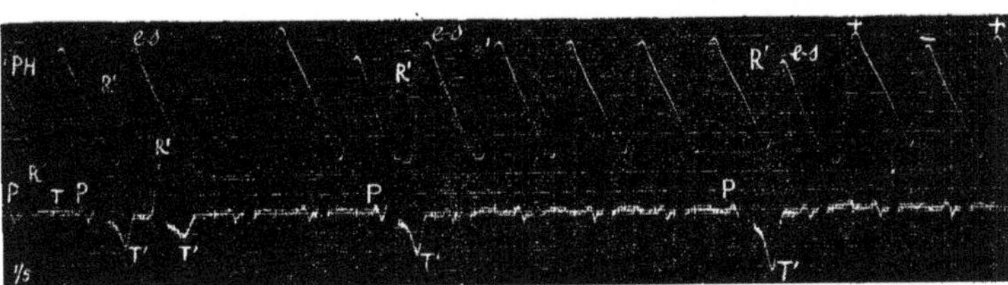

Fig. 26. — Tracé (obs. 2694) réduit d'un tiers. — *Mélange de pouls alternant et pseudo-alternant avec intermittence extrasystolique du pouls due à deux extrasystoles consécutives.* — Dans la figure 25, le tracé radial présente en son milieu une intermittence extrasystolique qui est certainement due à une extrasystole qui n'a pas marqué sur le tracé et qui a immédiatement suivi l'extrasystole marquée *es*. L'interprétation indiquée pour les autres pulsations du tracé ne peut être affirmée en l'absence d'électrocardiogramme; mais elle est fort probable, car cette figure a été prise quelques instants seulement avant la figure suivante.

Dans la figure 26, la courbe supérieure représente le pouls huméral ; la courbe inférieure est l'électrocardiogramme. La courbe électrique présente quatre extrasystoles ventriculaires (R' T') dont les deux premières sont consécutives. Le tracé artériel ne présente qu'une intermittence extrasystolique nette qui correspond à la deuxième extrasystole; les autres extrasystoles sont à peu près identiques aux pulsations normales. Sans l'électrocardiogramme, on aurait donc pu croire à un pouls régulièrement alternant (l'alternance, très légère, est parfois à peine marquée sur le tracé artériel par suite du peu de sensibilité du procédé employé pour prendre le pouls). On voit donc que la présence d'une intermittence extrasystolique nette ne permet pas d'affirmer une alternance vraie pour tous les autres couples alternants du tracé.

2° **Diagnostic de l'alternance et du bigéminisme d'après le niveau du pied de l'onde faible.** — C'est Riegel (136) qui a insisté sur ce détail et prétendu que l'onde faible extrasystolique du pouls bigéminé naissait toujours sur la ligne de descente de la pulsation forte normale, tandis que l'onde faible du pouls alternant vrai devrait naître au même niveau que les ondes fortes. En règle générale, le fait est assez exact, mais il est très fréquent de trouver des exceptions, aussi bien d'ailleurs dans l'alternance vraie que dans la bigéminie (fig. 27).

3° **Diagnostic de l'alternance et du bigéminisme d'après la place de l'onde faible entre les deux ondes fortes qui l'encadrent.** — La place de l'onde faible est un point de grande importance. Nous avons déjà vu que dans le *pouls alternant vrai* l'*onde faible* est *au moins* à égale distance des ondes fortes qui l'encadrent et que souvent même elle est plus rapprochée de la suivante que de la précédente (fig. 28). Elle est, dans ce dernier cas, dite *en retard*. Dans le pouls bigéminé, l'onde extrasystolique est *en avance* sur la place qu'aurait occupée l'onde artérielle normale si elle n'avait pas été supprimée par l'extrasystole (repos compensateur). C'est ce qu'on exprime en disant que l'extrasystole est « avant temps ». Mais l'extracontraction peut être très retardée, c'est-à-dire ne survenir que quelques centièmes de seconde avant la contraction normale qu'elle va supprimer ; telle extrasystole ventriculaire peut même survenir alors que l'*oreillette a déjà commencé sa*

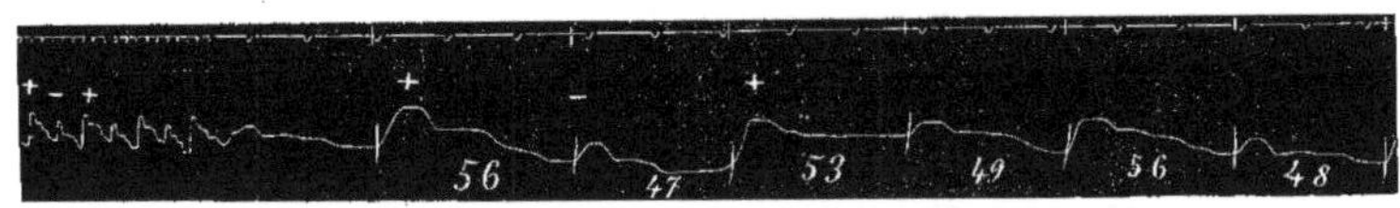

Fig. 27. — *Pouls alternant rappelant l'aspect du pouls bigéminé par le niveau assez élevé du pied des ondes faibles.* — Les valeurs des deux périodes sont pourtant fortement différentes (Tracé Casp... du 17 avril 1912).

contraction normale (fig. 29). L'onde extrasystolique, dans ces cas, ne sera que très peu « avant temps », et cette avance pourra même être nulle[1] car le *retard de l'onde radiale extrasystolique sur le début de l'extracontraction au niveau du cœur* est beaucoup plus grand que dans une contraction normale[2]. Pour Tabora, l'onde extrasystolique peut même être légèrement « après temps ». Il ne faut donc pas admettre de façon absolue l'opinion de Rihl (139) pour qui l'onde extrasystolique ne peut être en retard que s'il s'agit d'une extrasystole interpolée, d'ailleurs rare dans l'alternance, où la fréquence est plutôt élevée, ce qui exclut cette sorte d'extrasystole.

D'après la place occupée par l'onde faible d'un pouls ayant les apparences du pouls alternant, on peut donc distinguer trois cas, suivant que la pulsation est *avant temps*, *au temps exact*, ou *après temps*.

a) *L'onde faible est avant temps.* — Il ne peut alors y avoir de doute : c'est un pouls bigéminé, puisque jamais l'onde faible d'un pouls alternant vrai ne peut être en avance (fig. 30).

b) *L'onde faible est au temps exact.* — Pour Volhard

[1] Selon l'expression de Strasburger, l'arythmie prend les apparences d'un rythme normal.

[2] Hering admet, comme causes du retard de l'onde extrasystolique, plusieurs facteurs : allongement du temps de tension, car la pression artérielle que doit forcer le ventricule est plus forte au moment de l'extrasystole qu'au moment d'une contraction normale, et diminution de la rapidité de propagation de l'onde extrasystolique. Dans l'extrasystole auriculaire, il y aurait de plus un allongement du temps de conduction qui retarderait le début de la contraction du ventricule.

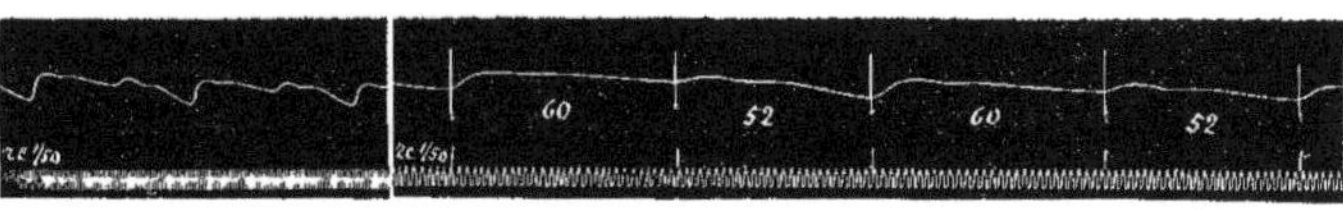

Fig. 28. — *Pouls alternant avec inégalité très marquée des deux périodes.* — L'alternance, étant très accusée, entraîne une inégalité marquée des deux périodes, la seconde étant très nettement plus courte (Tracé Glaud...).

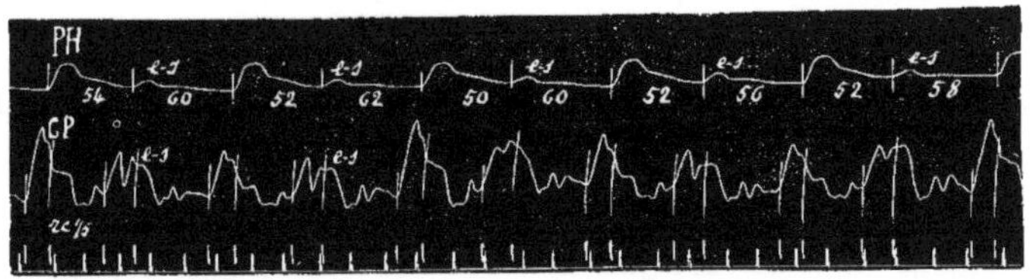

Fig. 29. — *Pouls pseudo-alternant par bigéminisme retardé.* — La nature extrasystolique de la pulsation faible se traduit nettement par ce fait qu'elle est plus rapprochée de la pulsation forte précédente que de la pulsation forte suivante. Dans le quatrième couple, l'écart n'est que de quelques centièmes de seconde.

(155), c'est encore de la bigéminie. C'est que, pour cet auteur, l'onde faible d'un pouls alternant vrai doit toujours être en retard. Cette opinion, nous l'avons déjà vu (cf. p. 46), est manifestement exagérée. On peut donc en pareil cas, aussi bien avoir à faire à un pouls pseudo-alternant par bigéminisme qu'à un pouls alternant vrai. Le tracé sphygmographique est incapable de donner la clef du diagnostic. Il faut observer l'ordre chronologique des contractions au niveau même du cœur. A vrai dire, et malgré l'opinion de Volhard, dans le plus grand nombre de cas, on trouvera qu'il s'agit bien d'un pouls alternant (fig. 31).

c) *L'onde faible est après temps.* — C'est alors un pouls alternant vrai, d'après la plupart des auteurs. Une formule aussi mathématique, quelle que soit son exactitude dans l'immense majorité des cas, nous paraît toutefois pour le moins trop affirmative. Nous admettons absolument avec Tabora (147) qu'il puisse parfois s'agir de pouls pseudo-alternant, c'est-à-dire de pouls bigéminé, et nous reproduisons ici (fig. 32 et 33) un fort joli tracé qui le démontre d'une façon indiscutable. Aussi, tout en reconnaissant qu'en pareil cas il y a toute présomption pour qu'on ait à faire à un pouls alternant vrai, il nous paraît indispensable de confirmer le diagnostic par quelque tracé de l'action cardiaque elle-même.

2° *Diagnostic du pouls alternant et du pouls bigéminé d'après l'action cardiaque.*

Ce n'est qu'en étudiant l'*action même du cœur* que l'on peut, sans contestation possible, distinguer l'al-

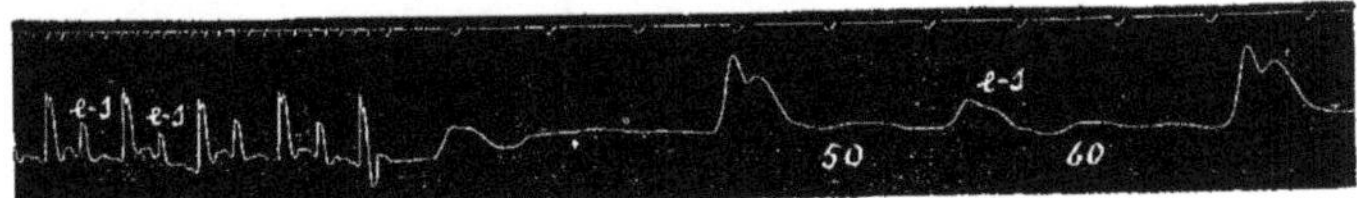

Fig. 30. — *Pouls pseudo-alternant.* — Il existe une inégalité très nette des deux périodes, mais c'est la première qui est la plus courte, ce qui est la signature de la nature extrasystolique de la pulsation faible (Tracé Vac...).

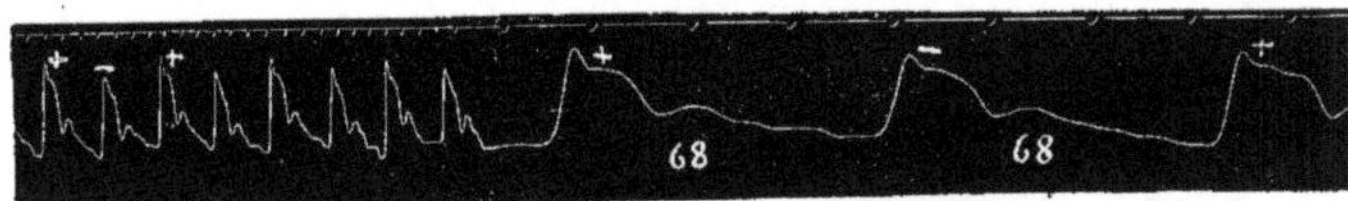

Fig. 31. — *Pouls alternant avec égalité des deux périodes.* — L'alternance, très peu accusée, ne s'accompagne pas de retard appréciable de la pulsation faible (Tracé Garamp...)

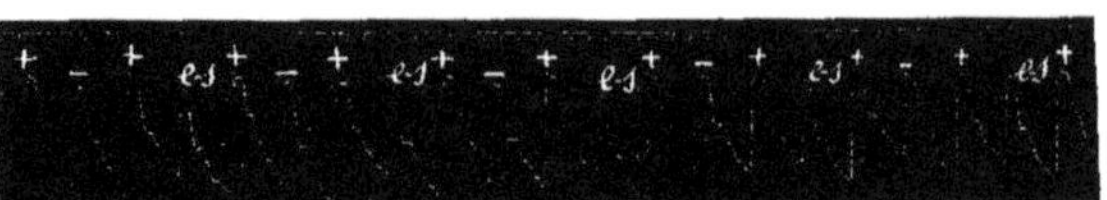

Fig. 32. — Tracé (obs. 2694) du 13 décembre 1913.

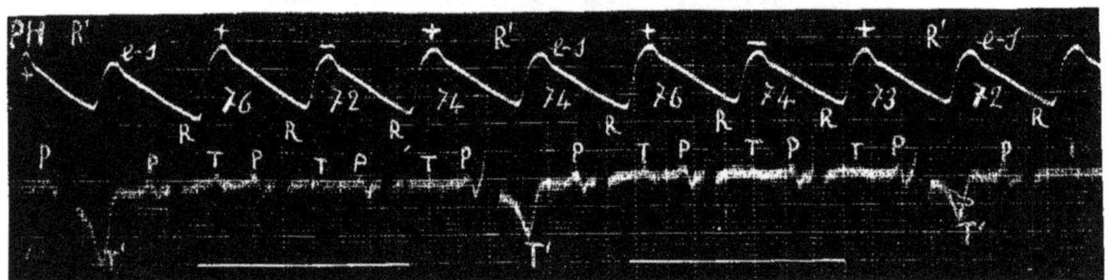

Fig. 33. — Tracé (obs. 2694) du 13 décembre 1913. — *Pouls alternativement alternant et pseudo-alternant.* — La figure supérieure (fig. 32) montre la difficulté d'une interprétation exacte d'un tracé artériel. Au premier aspect, en effet, on pourrait croire à un pouls alternant continu. Mais, en examinant très attentivement, on remarque que les pulsations fortes (+) ne sont pas toutes identiques. Sur deux pulsations fortes, l'une est toujours plus large et présente un ressaut systolique que ne possède pas l'autre pulsation. On peut donc soupçonner que la pulsation faible, qui précède cette pulsation forte plus ample, est de nature extrasystolique et admettre l'interprétation marquée sur le tracé. Cette interprétation est confirmée par le tracé électrique suivant, recueilli dans la même séance chez le même malade.

La figure inférieure (fig. 33) présente une courbe supérieure qui représente le pouls huméral et une courbe inférieure qui est un électrocardiogramme. Sur le tracé électrique, on voit trois extrasystoles ventriculaires (R' T'). Entre deux extrasystoles s'intercalent trois contractions normales (P-R-T), il s'agit donc d'un rythme quadrigéminé. L'extrasystole ventriculaire survient alors que la quatrième contraction normale a déjà débuté, puisqu'il existe une onde auriculaire P *normale;* c'est dire combien l'extrasystole est retardée. Sur le tracé huméral, on a mesuré très exactement et indiqué la valeur de chaque période (la mensuration a été faite au millimètre, car le papier se déroule sous l'impulsion d'un moteur électrique à vitesse constante, rigoureusement établie; les traits de repère (1/5 de seconde) ne sont, au contraire, pas exactement distants par suite de la marche défectueuse de l'appareil qui donne le repère). On voit que toutes les pulsations faibles sont en retard sur la pulsation forte qui précède chacune d'elles, qu'il s'agisse d'une contraction normale ou d'une contraction extrasystolique *(es)*. L'interprétation exacte du tracé ne peut être donnée que par l'électrocardiogramme et il est fort douteux qu'un cardiogramme ou un phlébogramme aient pu, dans ce cas, permettre à coup sûr l'interprétation exacte. Le retard de l'onde faible n'est donc pas le critérium absolu de l'alternance.

ternance du bigéminisme. Pour étudier l'action du cœur, plusieurs procédés sont à notre disposition : l'*auscultation*, le *cardiogramme*, le *phlébogramme* et l'*électrocardiogramme* enfin. Tous d'ailleurs n'ont pas la même valeur, ainsi que nous allons le voir.

1° **Diagnostic du pouls alternant et du pouls bigéminé d'après l'auscultation cardiaque**. — L'extrasystole se laisse très souvent facilement reconnaître d'une systole normale à la simple auscultation.

a) Le *grand silence* qui la suit, dû au repos compensateur, est en effet caractéristique[1]. Mais en pareil cas le renseignement n'est pas de bien grande valeur, car la pulsation faible du pouls pseudo-alternant est alors nettement en avance sur le tracé artériel, et le doigt seul perçoit très bien à la radiale « l'intermittence ». Le diagnostic ne saurait donc hésiter. Dès qu'il s'agit d'une extrasystole retardée, l'avance de cette contraction devient très difficile à affirmer par la simple auscultation ; le plus souvent même il y a une véritable impossibilité.

b) Le *ton différent* de l'extrasystole (Strasburger) éveillera aussi l'attention ; mais ce sont là des nuances très délicates qui disparaissent d'ailleurs lorsqu'il s'agit d'extrasystole retardée.

Tout en reconnaissant donc avec Hering (9)

[1] Avec sa conception du pouls alternant, Wenchebach attribuait ce grand silence à la longue diastole de la faible contraction et voyait là un nouvel argument pour démontrer la longueur anormale de cette diastole. La question est actuellement hors de toute discussion.

l'utilité de l'auscultation, il faut convenir qu'on ne peut se fier complètement à elle en matière d'alternance.

2° **Diagnostic du pouls alternant et du pouls bigéminé d'après le cardiogramme.** — Hering et tous les auteurs à sa suite ont insisté sur l'importance du cardiogramme dans l'alternance. Dans l'alternance, en effet, toutes les contractions cardiaques sont équidistantes sur le tracé cardiographique ; dans la bigéminie, au contraire, quelque retardée que soit l'extrasystole, il y a toujours une légère avance de l' « extracontraction », que le repère des temps permet d'apprécier exactement (fig. 34).

En certains cas, comme Hering, Rihl et d'autres auteurs l'ont signalé, on pourra même constater un retard de la contraction qui a donné l'onde faible. Il s'agit alors d'un trouble concomitant de conduction qui ne se reproduit que toutes les deux pulsations et marche parallèlement au trouble alternant. Mais ce retard importe peu pour le diagnostic de l'alternance et de la bigéminie : il ne saurait avoir d'autre effet que de diminuer l'alternance du pouls, mais il ne peut ni la produire ni l'augmenter.

Le cardiogramme est certainement des divers moyens d'étude de l'action cardiaque celui qui est le plus utile et le plus commode dans l'alternance. Il est peut-être supérieur au phlébogramme. Mais on ne doit guère lui demander que des renseignements chronologiques, car vouloir apprécier la force du cœur d'après la hauteur des ondes du cardiogramme serait, nous l'avons vu, quelque peu imprudent. Il demande d'ailleurs à être pris toujours avec soin, en décubitus latéral gauche autant que possible. Dans certains cas, la dyspnée, de fortes inspirations, gêneront, et la prise du tracé, et la détermination exacte du début des ondes cardiaques ; le cardiogramme devient alors insuffisant.

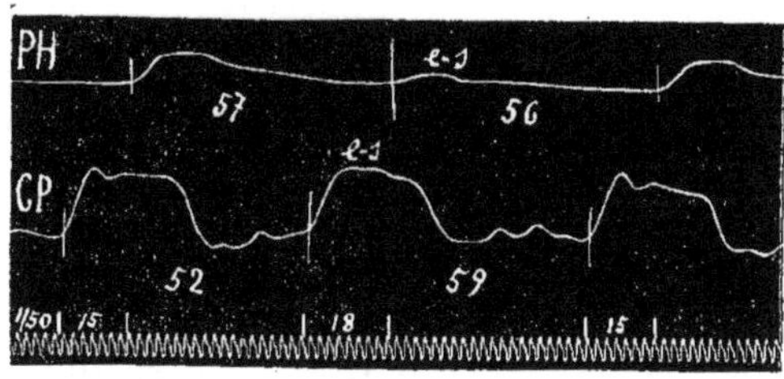

Fig. 34. — *Extrasystole très retardée donnant lieu à une égalité presque absolue des deux périodes du pouls.* — Ce tracé porte sur une *extrasystole isolée.* Il est à remarquer que ce tracé a été pris chez le malade Vac... qui, après avoir présenté durant deux mois environ du pouls alternant persistant émaillé d'extrasystoles ventriculaires, montra un seul jour (trois jours avant sa mort), et alors que l'alternance avait disparu, de courtes crises récidivantes de rythme couplé extrasystolique avec apparence de pseudo-alternance.

3° **Diagnostic du pouls alternant et du pouls bigéminé d'après le phlébogramme.** — Le pouls veineux jugulaire, au point de vue du diagnostic différentiel du bigéminisme et de l'alternance, ne présente pas un très gros avantage sur le cardiogramme. Un seul point intéresse l'alternance : l'équidistance des ondes ventriculaires *c*.

a) Si l'onde *c* qui correspond à la petite pulsation artérielle est plus près de l'onde *c* précédente que de l'onde *c* suivante, il *s'agit d'une extrasystole.* Dès lors l'alternance est mise hors de cause et il restera à rechercher la nature de l'extrasystole, mais ce point n'a pas à nous occuper ici. En se tenant fermement à cette donnée, on ne pourra jamais faire d'erreur d'interprétation, même dans les cas d'extrasystoles très retardées. Bien mise en évidence par Volhard (155), l'importance de ce point n'a pas été admise par Strasburger (146) qui a expliqué l'avance de l'onde *c* dans son cas, par une valeur différente des temps de conduction dans les deux contractions. Strasburger confondait ainsi une bigéminie par extrasystole ventriculaire retardée avec une alternance vraie (Hering).

b) Si l'onde *c*, correspondant à la faible pulsation, est à égale distance des ondes *c* précédente et suivante, l'*alternance est certaine*. Cette onde *c*, dans quelques cas extrêmement rares peut être plus rapprochée de l'onde *c* suivante que de la précédente; il s'agit alors d'un trouble concomitant et également alternant du pouvoir de conduction. Mais l'alternance existe toujours; son intensité est même au-dessous de ce qu'elle devrait être, puisque dans la petite systole le ventricule a plus de temps pour se remplir et se reposer.

Une cause d'erreur peut pourtant exister, que Rehberg a bien étudiée. Une extrasystole interpolée peut, dans une bigéminie, donner une onde *c* qui sera à égale distance des ondes *c* des contractions normales, ou même plus rapprochée de l'onde *c* suivante. Et Rehberg a rappelé à ce propos les courbes de Pan[1]

[1] *Z. f. ex. Pathol. et Therap.*, 1904-1905, Bd 1, S. 57-77.

et de Gerhardt[1]. En pratique, on peut presque négliger cette exception, car l'extrasystole interpolée est rare, et demande un rythme lent pour se produire. Le phlébogramme est alors nécessaire et l'extrasystole sera facilement reconnue, car son onde *c* n'est pas précédée d'une onde auriculaire *a*.

4° **Diagnostic du pouls alternant et du pouls bigéminé d'après l'électrocardiogramme.** — Si l'électrocardiogramme ne peut nous renseigner sur la force de contraction du cœur, il est en revanche le meilleur des moyens d'étude de l'action cardiaque. L'erreur devient à peu près impossible : le cours normal de chaque contraction et la durée identique de toutes les contractions permettent d'affirmer l'alternance. Tout accident tel qu'un trouble de conduction concomitant sera d'ailleurs facilement mis en évidence et mesuré. Il ne saurait exister de cause d'erreur extrasystolique, comme avec le phlébogramme dans les cas de Volhard et de Strasburger, car le complexe électrique de l'extrasystole ventriculaire n'a jamais la forme du complexe normal, et se laisse reconnaître au premier coup d'œil.

Pour montrer le secours que peuvent apporter les courbes électriques dans l'interprétation de certains tracés sphygmographiques, présentant l'aspect d'un pouls alternant légitime, nous avons fait reproduire (fig. 35) un tracé recueilli récemment avec M. Gallavardin, où l'on voit très nettement qu'un pouls alter-

[1] *D. Arch. f. klin. Med.*, 1905, Bd 82, S. 509-520.

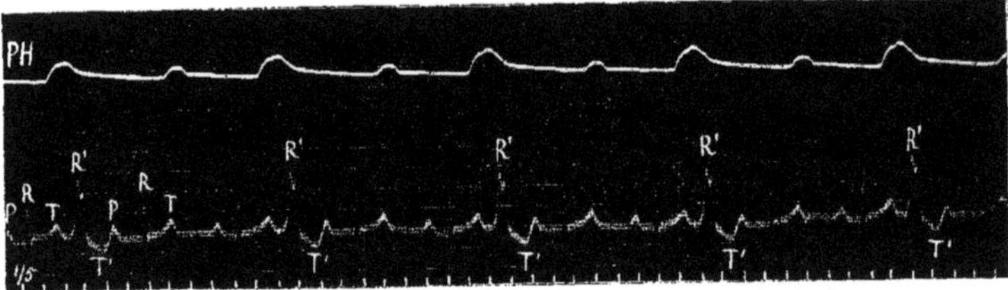

FIG. 35. — *Faux pouls alternant, par rythme trigéminé avec interpolation des extrasystoles.* — Ce tracé a été recueilli chez un homme de cinquante-cinq ans présentant une arythmie extrasystolique d'apparence bénigne avec interpolation très fréquente des extracontractions qui, souvent, apparaissaient en série continue assez prolongée. Les extrasystoles se traduisaient, à l'auscultation, par un seul bruit, situé immédiatement après le second bruit normal, et ne donnaient lieu à aucun soulèvement artériel.

Le tracé du pouls artériel correspond d'une façon remarquable aux caractères du pouls alternant vrai. Il montre, en effet, une *succession régulière de pulsations fortes et faibles, chaque pulsation faible étant notablement plus rapprochée de la forte qui la suit que de celle qui la précède*; de plus, ces pulsations de force régulièrement alternante correspondent bien à des contractions cardiaques normales. C'est seulement l'interprétation de la pulsation faible à l'aide du tracé électrique qui permet de conclure à un *faux pouls alternant :* il est évident, en effet, que cette pulsation faible trouve une explication suffisante dans une ondée ventriculaire réduite (le ventricule s'étant partiellement vidé de son contenu au moment de l'extrasystole précédente, sans que l'ondée ait été assez forte pour donner un soulèvement artériel) et peut-être aussi dans un épuisement artificiel du muscle cardiaque lors de la seconde pulsation qui survient un temps très court après l'extrasystole. L'énorme retard de la pulsation faible sur le tracé artériel est dû à l'allongement de l'intervalle a-c après l'extrasystole. Il permettrait peut-être, le cas échéant, de distinguer sur quelques lambeaux sphygmographiques ce faux pouls alternant du pouls alternant vrai.

nant, en apparence indiscutable, n'est en réalité qu'un pouls *pseudo-alternant par rythme trigéminé avec interpolation de l'extrasystole.*

D. — DIAGNOSTIC DE L'ALTERNANCE DU POULS ET DES BRADYCARDIES

L'alternance peut simuler une pseudo–bradycardie, lorsque le trouble alternant est particulièrement intense. La petite pulsation artérielle peut alors disparaître, si bien que le tracé sphygmographique n'enregistre qu'un demi-rythme. Le fait a été signalé par Dehio (63), Straub, Wenchebach (159), Lewis (113), Galli et Hornung, Guilleaume, Schreiber, Kahn et Starkenstein. Le plus souvent d'ailleurs il ne s'agit que d'une bradycardie toute relative, et le pouls reste encore aux environs de 80–100. Pourtant, dans l'observation de Schreiber, le rythme du pouls est à 50 seulement, et il est à 50-75 dans l'observation de Hornung et Galli. Pour notre part, nous avons vu des cas semblables à un examen superficiel du pouls; mais un examen prolongé, un sphygmogramme nous ont toujours fait rectifier l'erreur. Le diagnostic de cette pseudo-bradycardie par alternance doit se faire avec une *bradycardie vraie*, ou avec une *pseudo-bradycardie par bigéminisme ou par block partiel à rythme 2/1 :*

1° Le diagnostic de l'alternance avec une *bradycardie vraie* est ordinairement facile. L'auscultation du cœur, le cardiogramme, le phlébogramme, montreront qu'il existe deux contractions cardiaques pour une seule pulsation artérielle. L'électrocardiogramme, dans les cas difficiles où la contraction cardiaque est très faible, ne laissera jamais place au moindre doute (Kahn et Starkenstein), car le complexe de cette contraction sera tout aussi marqué que celui de la forte contraction (fig. 36).

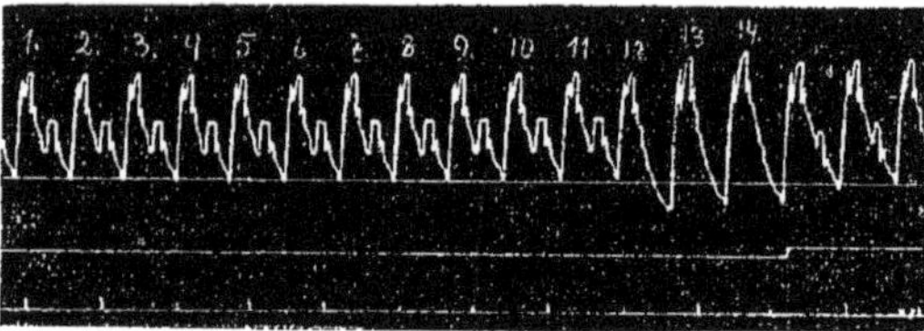

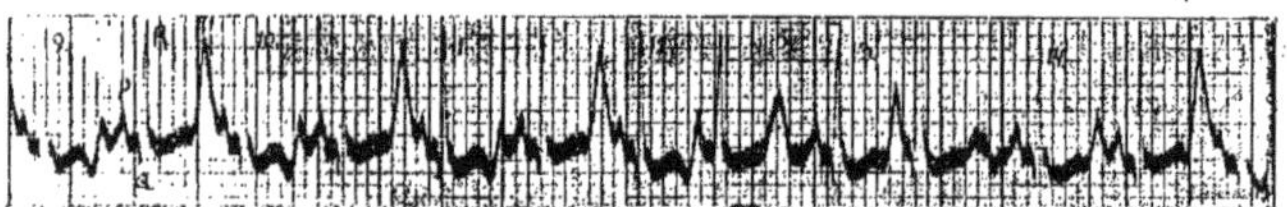

Fig. 36. — *Pseudo-bradycardie par alternance et par bigéminisme.* — Ces tracés sont empruntés aux tracés 10 et 11 de Kahn et Starkenstein (26). Le tracé supérieur est le tracé radial; le tracé inférieur, l'électrocardiogramme. Le tracé électrique comprend les contractions 9 à 15 du tracé artériel, les numéros des ondes des deux tracés se correspondant. Le tracé artériel montre un pouls alternant typique tout d'abord (pulsations 1 à 11), vérifié par l'électrocardiogramme. Mais les pulsations 12, 13 et 14 sont suivies d'une intermittence complète. Il s'agit d'une *pseudo-bradycardie*, comme le montre le tracé électrique, qui est *due à une extrasystole* avec repos compensateur *pour les pulsations 12 et 13*, et à *une forte alternance* (la contraction a un complexe normal et arrive au temps exact) *pour la pulsation 14.*

2° Le diagnostic de l'alternance avec une *pseudo-bradycardie par bigéminisme* ne se posera qu'exceptionnellement. Il ne comporte d'ailleurs aucune difficulté qui ne soit facilement soluble par un tracé cardiographique ou veineux ou à la rigueur par un électro cardiogramme (fig. 36).

3° Le diagnostic de l'alternance avec une *pseudo-bradycardie par block partiel* à rythme 2/1 n'avait jamais été signalé avant l'intéressante observation de Guilleaume (83). Il se posa dans ce cas avec une remarquable difficulté (fig. 37 et 38).

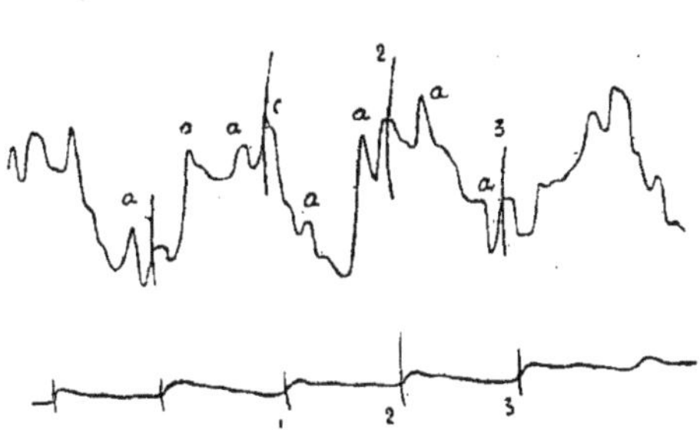

Fig. 37. — *Pseudo-bradycardie par alternance simulant un block partiel à rythme 2/1.* — Tracé n° 5 de Guillaume. La courbe supérieure représente le pouls jugulaire et la courbe inférieure, le pouls radial. On voit qu'une des pulsations auriculaires *a* sur deux seulement est suivie d'une onde ventriculaire *c* apparente. Le rythme des ondes radiales égale la moitié seulement du rythme des ondes auriculaires veineuses *a*, comme dans le block partiel 2/1.

Pour qu'on puisse songer, dans une pseudo-bradycardie, à la possibilité d'un block partiel, 2/1, il faut : 1° que le pouls jugulaire montre deux ondulations auriculaires *a*, pour une seule onde artérielle; 2° que l'onde ventriculaire *c* qui suit l'onde *a* correspondant à la pulsation absente ne paraisse pas sur le pouls veineux. Cette deuxième condition est très rarement remplie; pourtant dans le cas de Guilleaume, l'onde *c*, nettement marquée pour la première contraction, n'était représentée dans la deuxième contraction que par une légère ondulation de la courbe veineuse. Mackenzie lui-même crut à un block partiel.

Le diagnostic se fera en pareil cas : *a)* par l'*électro-cardiogramme* qui montrera deux complexes normaux pour une pulsation artérielle; *b)* par l'*évolution*, car d'une part l'amélioration du trouble alternant ne tar-

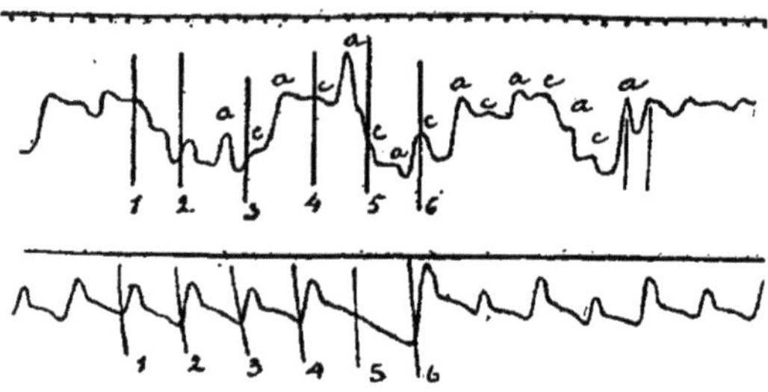

Fig. 38. — *Pouls alternant.* — Tracé n° 6 de Guillaume, légèrement modifié. Même disposition des courbes que dans la figure précédente. Mais toutes les ondes auriculaires *a* sont suivies d'une onde ventriculaire *c*, et le rythme radial est égal au rythme auriculaire. L'alternance très nette du pouls radial permet l'interprétation exacte de la figure 37 qui est un exemple de très forte alternance amenant la dispariiion de l'onde faible.

dera pas à montrer, comme dans l'observation de Guilleaume, un pouls alternant net, dont la fréquence sera sensiblement le double du rythme précédent, et, d'autre part, l'onde *c* apparaîtra distinctement sur le pouls veineux, dans toutes les contractions.

E. — DIAGNOSTIC DE L'ALTERNANCE ET DE L'ARYTHMIE COMPLÈTE DU POULS

Il peut paraître étonnant qu'on puisse avoir à faire ce diagnostic, puisqu'une des caractéristiques de l'alternance est précisément sa régularité. Le fait a pourtant été signalé par D. Windle (164), Rihl (139), Brooks-Rosenthal. C'est que des extrasystoles viennent compliquer le rythme alternant et l'émailler de leurs apparitions irrégulières, si bien que l'arythmie complète est absolument simulée (fig. 39).

On devra déjà, d'après Rihl, soupçonner une pseudo-arythmie, lorsqu'on ne verra pas de « longue période de pouls ». En tous cas, le diagnostic sera

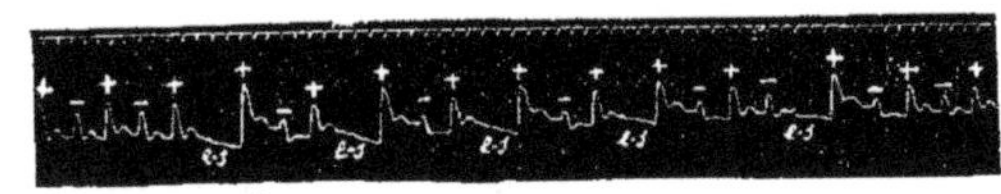

Fig. 39. — *Alternance avec intermittences extrasystoliques fréquentes pouvant prêter à confusion avec l'arythmie complète* (Tracé Vac...).

rectifié : 1° par le phlébogramme qui montrera la présence d'ondes auriculaires (dont l'absence caractérise l'arythmie compiète) ; 2° par l'électrocardiogramme surtout qui, d'une part, ne montrera aucune fibrillation et, d'autre part, révélera nettement les pulsations extrasystoliques et les pulsations régulières.

§ 5. — Essai de Diagnostic du Pouls alternant masqué par l'Arythmie

D'après tout ce que nous avons dit plus haut, il est évident que la régularité du rythme est une condition *sine qua non* de la manifestation de l'alternance. On comprend en effet que certains cœurs alternants — c'est-à-dire capables de donner lieu à un pouls alternant si le rythme était régulier — puissent évoluer parallèlement avec des troubles rythmiques variés, et notamment avec *l'arythmie complète*[1]. Dans ce dernier cas en effet, si communément rencontré en clinique, on comprend tout l'intérêt qu'il y aurait à pouvoir déceler l'alternance malgré l'arythmie, Le problème apparaît cependant insoluble, car on ne peut se livrer à un essai d'interprétation, dans le sens de l'alternance, de certaines figures arythmiques, puisque le critérium de l'existence du trouble alternant fait précisément défaut dans ces cas, du fait de l'arythmie.

Nous citerons cependant un fait, que nous avons pu observer avec M. Gallavardin, où l'existence d'un cœur alternant dissimulé sous une arythmie complète ne semblait pas douteuse. Il s'agissait d'un malade âgé de soixante-cinq ans, D..., atteint de néphrite chronique avec dilatation et insuffisance ventriculaire gauche, souffle mitral fonctionnel, qui présenta le premier jour de l'examen une tachycardie régulière à 160 avec alternance constante et accusée du pouls et même alternance du souffle systolique fonctionnel après une extrasystole. L'alternance était si belle qu'on prit

[1] Nous laissons ici de côté l'alternance marquée par la bigéminie; on en trouvera l'étude plus loin à propos de l'influence de l'extrasystole sur l'alternance.

Quant à l'alternance par un trouble de conduction, son étude nous paraît sans intérêt pratique. En effet, ou bien le trouble de conduction consiste en un block partiel ou total, et l'alternance disparaît réellement par suite du ralentissement du rythme, ou bien le trouble de conduction consiste en un allongement, se reproduisant alternativement, du temps de conduction (alternance de conduction), et l'intensité de l'alternance diminue, mais sans arriver jamais à l'égalité parfaite des deux ondes, d'après les cas qui nous en sont connus.

rendez-vous le lendemain avec le malade pour l'enregistrer. Mais le lendemain, à notre grande surprise, le malade était en arythmie complète indubitable. L'arythmie complète avait donc succédé au rythme alternant, et, avec ce changement, avaient d'ailleurs

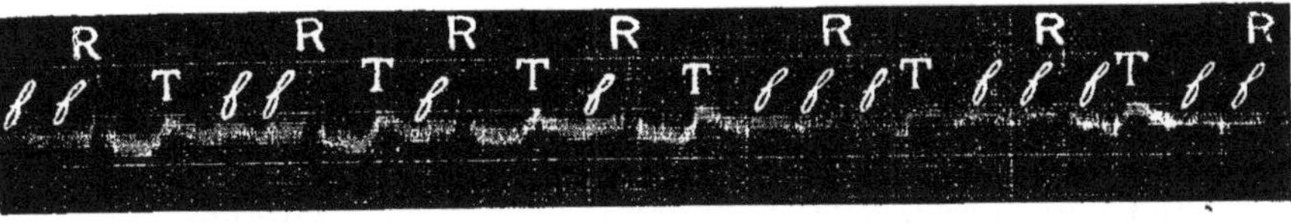

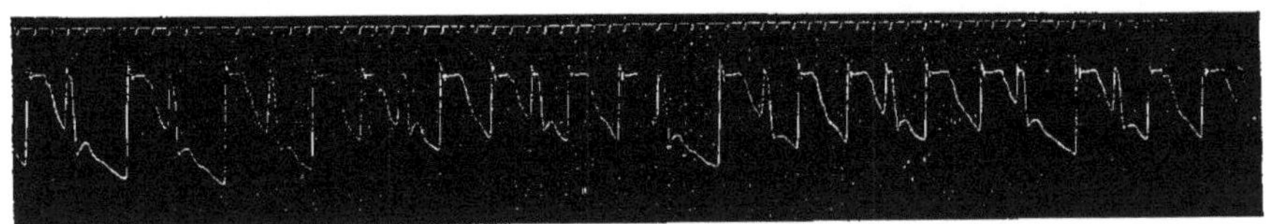

Fig. 40. — *Alternance et arythmie complète.* — Tracés D. Le tracé supérieur représente la courbe électrographique de ce malade ; le tracé inférieur représente le pouls radial. Le premier tracé est un tracé typique d'arythmie complète caractérisé par les fibrillations auriculaires (*f*) et l'absence d'onde auriculaire (P). Dans le tracé artériel, on est frappé par la répétition régulière de certaines figures. Comme le malade présentait une alternance certaine la veille du jour où furent pris ces tracés, on peut se demander si ce n'est pas l'alternance qui doive expliquer la régularité de ces figures, absolument exceptionnelle dans l'arythmie complète.

coïncidé une grande amélioration de l'état fonctionnel du malade et une très notable diminution de la dyspnée.

Or, dans le tracé ci-joint (fig. 40) on ne peut pas ne pas être frappé par la répétition exacte de certains groupements irréguliers qui, au premier abord, rappellent une arythmie extrasystolique, mais sont certainement dus, comme le montre l'electrocardiogramme, à une arythmie complète. Aussi, nous demandons-nous s'il ne s'agit pas là de certains groupements rythmiques qui, d'ordinaire, n'ont rien de caractéristique dans l'arythmie complète et qui, sans doute, ne sont jamais superposables, mais qui revêtent une allure similaire du fait de variations parallèles dans la forme et la hauteur des pulsations. S'il en est bien ainsi, dans un cœur en arythmie complète, le trouble alternant serait donc capable, par les modifications de hauteur et de forme de quelques pulsations, d'imprimer à certains groupements de pulsations un *dessin alternant* particulier et superposable qui, lui-même, accentuerait et rendrait sensibles certaines similitudes rythmiques grossières que l'on n'aurait pas remarquées dans une arythmie complète banale.

ARTICLE III

ALTERNANCE DES ONDES VEINEUSES VENTRICULAIRES OU POULS VEINEUX ALTERNANT

Les auteurs n'ont à peu près pas étudié l'alternance ventriculaire dans les phlébogrammes. Cela tient à la difficulté de l'interprétation des tracés et surtout à la rareté de l'alternance veineuse. Seul Rihl (43), dans une longue et minutieuse étude expérimentale, a étudié les ondes ventriculaires dans le ventricule alternant. Mais il ne nous paraît pas qu'il soit arrivé à des conclusions vraiment intéressantes.

Ce sont naturellement les ondes qui représentent l'action du ventricule dans le tracé veineux, qui doivent être étudiées (onde *c* de Mackenzie ou VK des Allemands ; onde *v*). L'onde auriculaire peut d'ailleurs être aussi influencée par l'alternance du ventricule ; mais nous en ferons l'étude à propos de l'alternance de l'oreillette.

Une alternance des ondes ventriculaires est rare en clinique, et nous serions embarrassé pour en citer un exemple probant (Mackenzie, D. Windle, et presque tous les auteurs). En expérimentation, Rilh reconnaît aussi que l'alternance de ces ondes peut manquer : dans deux expériences, en effet, faites l'une sur un cœur isolé, traversé par une solution de Ringer, l'autre sur un cœur en place dans un thorax fermé, Rihl ne peut trouver d'alternance dans aucune des ondes ventriculaires du tracé veineux, malgré l'existence certaine de l'alternance du ventricule. Il explique d'ailleurs facilement ce fait embarrassant de la façon suivante : « C'est que la partie du myocarde ventriculaire qui prend surtout part à la formation des ondes veineuses n'est pas en alternance. »

Quoi qu'il en soit, pour qu'on puisse parler d'alternance, il faut que la hauteur des ondes soit vraiment alternante, et qu'il ne s'agisse pas seulement de différences de niveau. Mais il faut de plus éliminer tout facteur respiratoire qui peut troubler la hauteur apparente des ondes, et même donner lieu à une pseudo-alternance respiratoire, lorsque le rythme respiratoire égale la moitié du rythme circulatoire. L'aspiration thoracique, due à la systole cardiaque, peut enfin, d'après Rihl (43), jouer aussi un rôle qu'il ne sera pas toujours commode d'interpréter (cf. fig. 5 du travail de Rihl).

Nous allons étudier successivement les deux ondes qui représentent l'action ventriculaire dans la courbe veineuse jugulaire : 1° l'onde *c* ou VK ; 2° l'onde *v* ; 3° nous verrons enfin quelle conclusion l'on peut tirer de cette étude.

§ 1. — Alternance de l'Onde *c* dans l'Alternance ventriculaire

L'alternance de l'onde *c* doit être confrontée avec l'alternance du pouls artériel et avec l'alternance des battements ventriculaires.

1° **Rapports de l'alternance de l'onde *c* et de l'alternance des ondes artérielles.** — L'alternance de l'onde *c* est le plus souvent, en clinique, de même sens que l'alternance des pulsations artérielles (Münzer, Heitz, etc.). Mais d'après les expériences de Rihl, ces deux alternances peuvent être indifféremment de même sens ou de sens inverse.

2° **Rapports de l'alternance de l'onde *c* et de l'alternance des battements ventriculaires.** — L'onde *c* alterne tantôt en concordance, tantôt en discordance avec le ventricule, suivant la zone du ventricule dont on enregistre les battements (base, pointe, partie moyenne du ventricule). Dans la figure 3 du travail de Rihl, l'alternance de l'onde *c* est de même sens que l'alternance de la partie moyenne du ventricule, tandis que l'alternance de la base et de la pointe est en sens inverse. Mais l'alternance de l'onde *c* ne suit pas toujours le sens de l'alternance de la partie moyenne du ventricule. Il est donc impossible d'expliquer les raisons du sens de l'alternance de l'onde *c*. Rihl admet qu'il doit exister dans la musculature du ventricule une zone, dont la contraction est particulièrement importante pour la formation de l'onde veineuse *c*. Encore faudrait-il connaître quelle peut être cette partie; la facilité de cette explication qui ne repose sur aucune autre donnée anatomique ou physiologique n'engage pas en sa faveur.

§ 2. — Alternance de l'Onde *v* dans l'Alternance ventriculaire

On sait que l'onde *v* est constituée par la fusion de deux ondes *vs* et *vd*. Il est rare qu'on puisse les trouver dissociées sur la courbe jugulaire. Lorsqu'une bonne courbe permet de les distinguer, on voit (Rihl43) que c'est surtout la seconde de ces ondes, c'est-à-dire l'onde *vd*, qui a la part la plus importante dans les changements d'amplitude de l'onde *v*.

L'alternance de l'onde *v* ne consiste pas toujours en une différence dans la *hauteur* de deux ondes *v* consécutives ; il ne s'agit parfois que de différence de *forme*, une onde *v* étant à sommet aigu, l'autre onde *v* étant en forme de dôme.

L'alternance de l'onde *v* doit être confrontée avec l'alternance artérielle, l'alternance du ventricule et l'alternance de l'onde *c* du même tracé veineux.

1° **Rapports de l'alternance de l'onde *v* et de l'alternance artérielle.** — Les deux alternances sont tantôt de même sens, tantôt de sens inverse (fig. 3 et fig. 8 de Rihl, 43).

2° **Rapports de l'alternance de l'onde *v* et de l'alternance ventriculaire.** — L'alternance du ventricule droit est tantôt en concordance, tantôt en discordance avec l'alternance de l'onde *v* (Rihl).

3° **Rapports de l'alternance de l'onde *v* et de l'alternance de l'onde *c*.** — Les ondes *v* et *c* d'une même contraction ventriculaire sont ordinairement de sens inverse. Leurs alternances sont donc discordantes (Rihl).

§ 3. — Intérêt clinique du pouls veineux alternant

Il est impossible, même expérimentalement, d'expliquer le sens de l'alternance des diverses ondes ventriculaires. On ne saurait donc, de l'étude du pouls veineux, tirer quelque déduction sur l'existence d'une alternance de telle ou telle partie du ventricule.

Ce que l'on peut admettre avec Rihl (43), c'est qu'une alternance d'une onde ventriculaire du tracé veineux doit attirer l'attention sur l'existence possible d'une alternance du ventricule, faire examiner plus soigneusement le pouls artériel. Encore faudrait-il s'assurer qu'il ne s'agit pas de pseudo-alternance respiratoire. L'importance de cette alternance paraît d'ailleurs bien hypothétique, vu sa rareté.

ARTICLE IV

L'ÉLECTROCARDIOGRAMME DANS L'ALTERNANCE VENTRICULAIRE ET ALTERNANCE ÉLECTRIQUE

L'électrocardiographie n'a pas donné, dans l'étude de l'alternance, tous les renseignements que l'on aurait pu pourtant en espérer, puisque les courbes électriques dérivent *directement* de la contraction cardiaque. Cela est dû pour beaucoup à l'incertitude dans laquelle nous sommes actuellement sur la valeur réelle des diverses ondes électriques qui représentent la contraction cardiaque. Néanmoins les notions, tant classiques qu'expérimentales, que l'on est parvenu à établir sont déjà intéressantes et certains auteurs s'en sont servi dans leurs discussions pathogéniques de l'alternance du cœur[1]. Mais avant d'aborder cette étude, nous voudrions rappeler rapidement en quoi consiste l'électrocardiogramme d'un cœur normal...

[1] Les tracés de Fréderic (10), obtenus avec le petit modèle d'Edelmann, sont assez difficilement comparables aux tracés que donnent les appareils plus modernes; aussi, d'accord avec Hering (23) et Fréderic lui-même (12), les passerons-nous sous silence.

⁂

Dans un *cœur normal*, la contraction cardiaque complète s'inscrit électriquement sous forme d'ondes qui sont en saillie ou en dépression autour d'une ligne fictive horizontale (ondes *positives* ou *négatives*) et se succèdent de façon régulière. La *première*, désignée le plus communément par la lettre P, est de faible hauteur et représente la contraction de l'*oreillette*. Toutes les autres ondes correspondent à la contraction ventriculaire qui nous intéresse plus particulièrement ici. Ce sont : l'onde R, très aiguë, présentant parfois à chacun de ses pieds deux ondulations négatives, Q et S, et l'onde T, toujours nettement séparée de R, le plus souvent positive, rarement négative ou diphasique. L'espace qui sépare l'onde P (oreillette) de l'onde R représente le temps de contraction auriculo-ventriculaire et a seul une valeur fixe normale. La systole ventriculaire commence à la lettre Q ou le pied de R et finit avec T. La diastole comprend l'espace situé entre l'onde T et l'onde R de la contraction suivante du ventricule. Dans tout cœur normal, la succession des ondes se fait suivant l'ordre indiqué sans interposition de nouvelles ondes, même secondaires. C'est cette figure que l'on appelle « le complexe électrique normal » et qui représente le « cours normal de l'excitation ». Mais, de plus, chez le même individu, dont le cœur est normal, la systole (R-T) et la diastole (T-R) du ventricule ont respectivement la même durée dans chaque contraction, à moins qu'il n'existe de changement de rythme. Enfin, suivant les individus, les caractères (forme et hauteur) des ondes du complexe électrique peuvent présenter quelques variations, mais chez le même individu ils persistent sans aucun changement, si les conditions sont normales.

***

Mais dans un *cœur alternant*, le complexe électrique de chacune des contractions du couple atlternant peut présenter quelques différences, qui, en se répétant régulièrement, constituent *l'alternance électrique*. Cette alternance ne porte d'ailleurs que sur des éléments du complexe dont l'importance est secondaire. Ce sont en effet les *caractères (hauteur, forme, sens) des ondes du complexe* qui présentent des modifications alternantes. Au contraire, la *durée du complexe* est absolument la même dans la forte comme dans la faible contraction. Les ondes auriculaires P sont donc toujours à des distances rigoureusement égales. Il en est de même, dans la grande majorité des cas, des ondes R qui sont aussi équidistantes. Il n'est cependant pas absolument exceptionnel de voir parfois l'onde R de la faible contraction plus rapprochée de l'onde R suivante que de la prcédente, par suite d'un allongement du temps de conduction P-R dans la faible contraction. C'est le même fait que nous avons déjà signalé à propos de l'alternance cardiographique. Quant au *cours de l'excitation*, il est absolument normal et identique. dans toutes les contractions. C'est donc dire que le complexe électrique ventriculaire présente son aspect normal aussi bien dans la forte que dans la faible contraction. C'est un point très important pour la pathogénie de l'alternance et pour son diagnostic d'avec l'extrasystole du rythme bigéminé. Signalé par presque tous les auteurs, et surtout par Kahn et Starkenstein (86), A. Hoffmann (98), Lewis (113), Münzer (128), ce fait se laisse facilement constater sur les tracés électriques publiés ; il n'en existe aucune exception. Les ondes supplémentaires secondaires que l'on peut constater dans certains tracés de Hering, ainsi que celles qui ont été signalées par Kahn et Starkenstein (26), au cours de leur expérience IV, ne sont pas dues à l'alternance proprement dite, mais aux traitements particulièrement graves que l'on a fait subir aux cœurs.

Nous allons successivement étudier : 1° la *fréquence;* 2° les *caractères* de l'alternance électrique ; 3° l'*importance de l'électrocardiogramme* dans l'étude de l'alternance.

§ 1. — Fréquence de l'Alternance électrique

Il est rare en clinique, et quelle que soit d'ailleurs l'intensité du trouble alternant, de pouvoir constater une alternance des ondes électriques. On peut même dire que, en règle générale, il n'existe pas d'alternance électrique dans le ventricule alternant : A. Hoffmann (98 et 99) ; Kraus et Nicolaï (109) qui ne signalent qu'un léger amolilissement de *R;* Lewis (112) et Lewis (115), dont le malade, il est vrai, présente par instants une alternance électrique ; enfin, Vaquez (153) et Magnus-Alsleben (124).

Expérimentalement, on peut aussi ne pas trouver

d'alternance électrique, mais il semble, d'après Hering, Kahn et Starkenstein que ce soit plutôt l'exception, et Hering dit simplement : « *Parfois* il n'existe pas d'alternance dans l'électrocardiogramme. » Les tracés pris par dérivation directe de la base à la pointe du cœur, en un mot les *électrogrammes*[1], semblent d'ailleurs beaucoup plus sensibles dans l'alternance que les *électrocardiogrammes* proprement dits. Dans les expériences de H. Frédericq (10) et de Mines (31), les électrogrammes présentent toujours une alternance des ondes ventriculaires lorsqu'il existe une alternance mécanique. Pour Mines, l'alternance électrique existe même sans qu'il y ait d'alternance mécanique ou précède l'apparition de cette dernière (cf. fig. 11 de Mines). L'absence d'alternance électrique est donc peut-être due aux mauvaises dérivations choisies. Peut-être, d'après Hering, une dérivation peut-elle montrer, en certains cas, une alternance que ne pourrait déceler une dérivation différente.

En tous cas, pratiquement, l'alternance électrique est plus rare que l'alternance mécanique et semble être toujours moins marquée que cette dernière (fig. 41).

§ 2. — Caractères de l'alternance électrique

L'alternance électrique se manifeste dans des modi-

[1] On tend à réserver (Samoiloff) le nom d'*électrocardiogramme* aux tracés pris par dérivations indirectes d'un membre à l'autre. On appelle *électrogrammes* les tracés obtenus par dérivations directes sur le muscle cardiaque même.

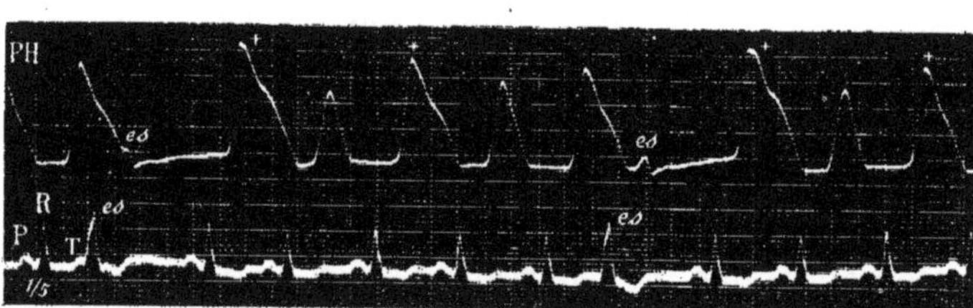

Fig. 41. — *Alternance mécanique du ventricule sans alternance électrique.* — Tracé (obs. XXVI) du 17 octobre 1913. Rédaction 19/15. Alternance à peu près continue, émaillée parfois d'extrasystoles ventriculaires comme le montre ce tracé *(es)*. La courbe électrique (courbe inférieure) ne montre aucune alternance de hauteur ou de forme des ondes R ou T, malgré la forte alternance du tracé artériel.

fications alternantes des ondes ventriculaires principales R et T. Mais ces ondes ne présentent pas toujours toutes deux une alternance; souvent au contraire une seule d'entre elles est alternante. Aussi étudierons-nous séparément 1° *l'alternance de l'onde R*; 2° *l'alternance de l'onde T*; 3° *les rapports de l'alternance de l'onde R et de l'alternance de l'onde T*; 4° *les rapports de l'alternance électrique et de l'alternance mécanique du ventricule.*

1° **Alternance de l'onde R.** — L'alternance de R est plutôt rare (Hering, 19, Hoffmann, 25). Hoffmann a même insisté sur cette constance de hauteur de R que l'on rencontre également dans le pouls en escalier de Bowditch. Pourtant, Hering (18), au Congrès de Viesbade, a simplement parlé d'une alternance qui porte « tantôt sur R, tantôt sur T ». Mais les cas d'alternance de R seule sont très rares : à peine pourrions-nous citer un tracé de Davenport-Windle (166), pris dans le laboratoire de Lewis, où l'on voit une légère alternance de R sans aucune modification de T. Le plus souvent, lorsqu'elle existe, l'alternance de R coexiste avec une alternance de T et toujours elle est bien moins marquée que cette dernière. Seul Lewis (115) note, dans une alternance au cours d'un rythme inverse, une alternance prédominante de l'onde R.

Quant à la forme de l'alternance que présente R, il s'agit d'une simple alternance de hauteur ; sa forme n'est pas modifiée, non plus d'ailleurs que sa situation par rapport à l'horizontale. Pourtant Hoffmann (98) dans un seul cas clinique où l'alternance était due à la digitale, a noté un changement de sens alternant de R, qui devient tantôt positive tantôt négative[1].

2° **Alternance de l'onde T.** — L'alternance de T est plus fréquente que celle de R. Elle existe à peu près chaque fois qu'il y a alternance de R, mais assez souvent elle existe seule; c'est donc surtout sur l'onde T que l'on doit porter son attention dans l'alternance.

A l'inverse de R, l'alternance de T consiste peut-être moins en une différence de hauteur, d'ailleurs très fréquente, qu'en une différence de forme (Hering, 19), une onde restant assez pointue, la suivante, contraire, devenant arrondie en dôme (Kahn et au Starkenstein,). Ordinairement l'alternance de forme coexiste avec l'alternance de hauteur (fig. 42), mais ce n'est pas là un fait constant, ainsi qu'on peut le voir dans les tracés électriques recueillis par Kahn et Starkenstein, dans leurs expériences II et V, où l'onde T présente, dans un cas, une alternance de

[1] Les ondes R et S sont trop inconstantes pour que l'on puisse les étudier. Nous devons toutefois signaler deux points intéressants, à ce sujet : dans le premier cas, signalé par Khan et Starkenstein, on voit une onde R alterner en sens inverse de l'onde S (sans parler de l'alternance discordante de R et de T). Or le système R S est sensiblement de même hauteur dans toutes les contractions cardiaques, si bien qu'il y a simplement une sorte de déplacement en haut ou en bas du système R S, suivant qu'il s'agit d'une contraction forte ou d'une contraction faible (cf. fig. 42). De même Hering a publié un tracé avec alternance concordante des ondes R et T, tandis que l'onde Q alterne en sens inverse de R. Toutefois, il n'y a pas ici égalité des systèmes Q R, et la grandeur de R commande la grandeur du système.

hauteur et, dans l'autre, une alternance de forme. De plus, Kahn et Starkenstein ont signalé un tracé, obtenu par Kraus et Nicolaï au cours d'expériences particulières sur un chien en narcose, où il existe une

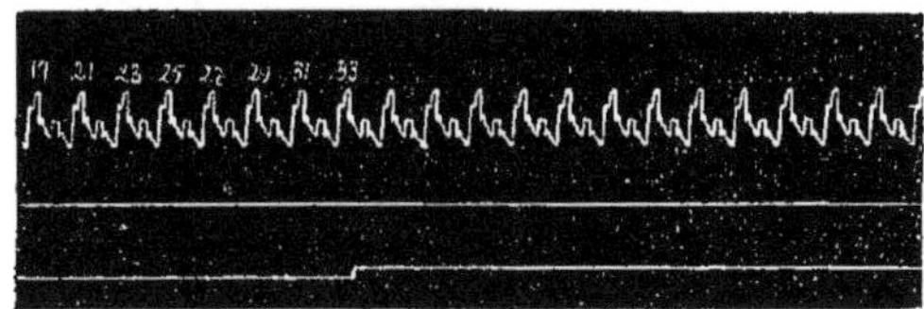

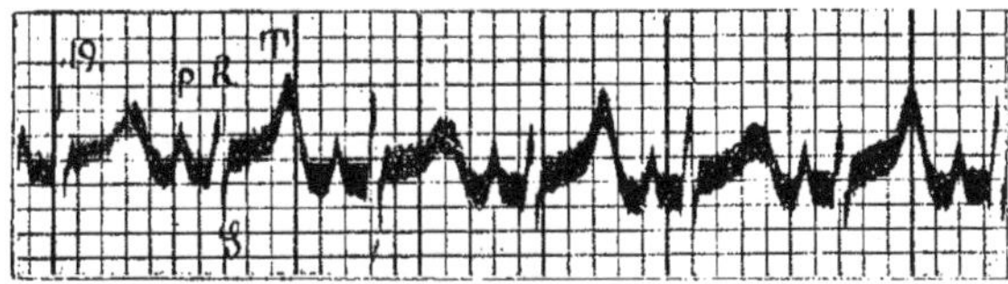

Fig. 42. — *Alternance électrique.* — Tracés empruntés aux tracés 6 et 7, table XIV, de Kahn et Starkenstein (26). Le tracé supérieur est le tracé du pouls, le tracé inférieur est l'électrocardiogramme pris en même temps. Les numéros de l'électrocardiogramme correspondent aux numéros des ondes artérielles. On voit très nettement l'alternance des ondes électriques ventriculaires R-S et surtout de T. Déplacement en bas du système R S dans la faible contraction.

alternance de sens de l'onde T, compliquée d'ailleurs d'une alternance légère de forme et de hauteur de la même onde. Au contraire de Kraus et Nicolaï, qui ne considèrent pas ce tracé comme une courbe d'alternance, Kahn et Starkenstein le revendiquent pour un tracé d'alternance vraie. Enfin, ces mêmes auteurs ont donné un tracé (Kahn et Starkenstein : exp. III) avec succession alternante d'une onde T monophasique et d'une onde T diphasique.

3° **Rapports des alternances respectives des ondes R et des ondes T.** — L'alternance des ondes R est, le plus souvent, concordante avec celle des ondes T (Hering, 18), c'est-à-dire qu'une contraction cardiaque possède les deux ondes R et T fortes, et la contraction suivante les deux ondes R et T faibles. Mais on peut tout aussi bien observer une discordance des deux alternances, si bien que, dans la même contraction cardiaque, l'onde R forte est suivie de l'onde T faible et inversement (Hering, Kahn et Starkenstein, Lewis).

4° **Rapports de l'alternance électrique et de l'alternance mécaniqur du ventricule.** — Si l'on excepte les tracés de Mines (31), où la grande onde du tracé électrique correspond toujours à la forte contraction du ventricule, on peut admettre que, quels que soient les rapports des alternances des ondes R et T entre elles, l'alternance des ondes du sphygmogramme ou du cardiogramme est à peu près indifféremment de même sens ou de sens inverse de l'alternance de chacune des ondes électriques. C'est donc dire que toutes les combinaisons sont possibles; il est, d'ailleurs, trop facile de les imaginer pour que nous insistions (Lewis, Hering, Kahn et Starkenstein). De plus, chez un même sujet, il peut y avoir concordance à un moment et discordance dans un autre entre les tracés électriques et mécaniques (Lewis, 113).

§ 3. — Importance de l'électrocardiogramme dans l'étude de l'alternance ventriculaire

Cette importance est triple : 1° importance pour le diagnostic positif; 2° importance pour le diagnostic différentiel ; 3° importance pathogénique.

1° **Importance de l'électrocardiogramme dans le diagnostic positif de l'alternance du ventricule.** — Il ne semble pas qu'on puisse compter beaucoup sur l'électrocardiogramme pour déceler une alternance ventriculaire.

Nous avons vu, en effet, que l'alternance électrique manquait très souvent dans les cas les plus nets d'alternance ventriculaire et qu'elle était, d'ailleurs, beaucoup moins marquée que l'alternance des courbes mécaniques. Pourtant Hering (18) a montré au Congrès de Viesbade une courbe d'alternance électrique sans alternance mécanique concomitante. D'où cette conclusion, d'ailleurs très prudente : « Peut-être l'électrocardiogramme est-il le meilleur moyen de montrer l'alternance. » Mines (31 et 38), se croyant le premier à montrer une alternance électrique sans alternance mécanique, a été beaucoup plus affirmatif que Hering et a donné au phénomène le nom de *pulsus alternans celatus*. Encore que ce terme nous paraisse détestable, car il ramène l'étude de l'alternance au « pouls alternant » et appartient beaucoup plus logiquement au « pouls alternant latent », l'opinion de Mines, très juste sans doute au point de vue théorique et expérimental, semble ne pas assez tenir compte des résultats *pratiques* que donne l'électrocardiogramme.

2° **Importance de l'électrocardiogramme dans le diagnostic différentiel de l'alternance ventriculaire.** — Ici l'électrocardiogramme triomphe absolument. C''est avec raison que Münzer (128) le préfère au cardiogramme et au phlébogramme. Nous avons insisté, en effet, sur le « cours absolument normal de l'excitation dans l'alternance ». Un simple coup d'œil sur le tracé électrique permettra donc facilement, et sans erreur possible, le diagnostic d'une pseudo-alternance.

3° **Importance pathogénique.** — Les physiologistes se sont appuyés sur les données de l'électrocardiographie pour soutenir des théories pourtant opposées. Nous ne voulons pas aborder ici ce point, mais ce simple fait montre que nos connaissances sur l'électrocardiogramme ne sont pas assez précises pour qu'on puisse en tirer des déductions par trop rigoureuses.

CHAPITRE II

ALTERNANCE DE L'OREILLETTE

L'alternance de l'oreillette n'a bien été démontrée qu'assez récemment. Gaskell, dans ses expériences, ne put la constater, aussi croyait-il que l'alternance était un trouble particulier au myocarde ventriculaire. Mais Hering, Gross, Rihl, démontrèrent son existence expérimentalement et Fréderícq étudia en 1912 l'alternance sur des lambeaux découpés dans les parois auriculaires. C'est donc à tort que certains auteurs comme Fréderícq lui-même, Vaquez, ont cru que Hering et son école, ou même les physiologistes de façon plus générale, n'admettaient pas l'alternance de l'oreillette. En réalité, nombre de cliniciens ont voulu démontrer l'alternance de l'oreillette d'après certains tracés, tracés jugulaires surtout. C'est contre leurs observations seulement que se sont élevés Hering et Rihl, en faisant simplement remarquer que leurs tracés n'étaient pas suffisants pour démontrer une alternance auriculaire.

Il faut toutefois avouer que l'alternance auriculaire est très rare. *Expérimentalement*, elle est très difficile à provoquer. Fréderícq ne l'obtient que trois fois sur dix-huit expériences, alors que pour le myocarde ventriculaire les résultats positifs dépassent 50 pour 100. Mines a fait remarquer que cette rareté de l'alternance auriculaire s'accordait bien avec la doctrine pathogénique qui fait de l'alternance un trouble de la phase réfractaire, car le muscle auriculaire a précisément une phase réfractaire beaucoup plus petite que celle du muscle ventriculaire, si bien que l'oreillette se contracte à toutes les excitations, si fréquentes soient-elles. *Cliniquement*, on peut se demander s'il existe une seule observation où l'alternance auriculaire puisse être admise sans conteste, tant il est difficile d'éliminer les différentes causes d'erreur qui interviennent ici.

L'alternance de l'oreillette doit s'étudier surtout : 1° *au niveau même de l'oreillette, sur ses parois*; 2° *au niveau du pouls jugulaire ;* 3° quelques auteurs ont aussi voulu l'étudier sur le *tracé œsophagien*, sur le *cardiogramme de la pointe* (Strasburger, Donzelot et Pezzi), dans le *pouls radial* (Lewis) et l'*électrocardiogramme*. Mais ces derniers moyens d'étude, ou sont incommodes ou sont insuffisants; les résultats en sont douteux, aussi ne ferons-nous que les signaler en les réunissant dans une brève étude.

ARTICLE PREMIER

OREILLETTE ALTERNANTE

L'étude de l'oreillette alternante ne relève que de l'expérimentation; malgré les tracés œsophagiens, l'oreillette alternante n'est pas du ressort de la clinique. Les expériences qui ont été faites à ce sujet ne sont pas, d'ailleurs, très nombreuses, et n'ont tenté que peu de physiologistes : Hering, H. Fredericq, Cushny, Lewis.

Elles ont porté : 1° sur des lambeaux de parois auriculaires; 2° sur des oreillettes intactes avec leurs connexions cardiaques habituelles.

A. — ALTERNANCE DE LAMBEAUX DE MYOCARDE AURICULAIRE

H. Frédericq est le seul auteur, à notre connaissance, qui ait pratiqué ces expériences pour l'oreillette. Les lambeaux découpés appartenaient la plupart à l'oreillette droite, mais quelques-uns aussi, à l'oreillette gauche. Sur trois expériences où l'auteur put obtenir l'alternance, dans une seule il put enregistrer des battements d'amplitude alternante ; dans les deux autres, les contractions n'influençaient pas la courbe mécanique et l'alternance ne put être prouvée que par les tracés électriques.

B. — ALTERNANCE DE L'OREILLETTE INTACTE

Tous les auteurs ont fait cette étude au moyen de courbes de suspension de l'oreillette, prises vers sa partie moyenne. C'est l'oreillette droite qui a été surtout étudiée, mais son étude doit être *nécessairement* complétée par une courbe de suspension du ventricule et une courbe du pouls jugulaire recueillie à l'aide d'un manomètre ou mieux par la méthode de l'entonnoir (Rihl, 43). La provocation du trouble alternant a été faite soit en suspendant le cœur et en faisant circuler une solution de Ringer, soit, dans les cœurs laissés en place, après ouverture du thorax, en liant la coronaire (Lewis, 30) ou en faisant dans la circulation générale, une injection d'aconitine (Cushny, 5) d'acide glyoxylique (Hering) (Rihl, 43) (Spiess et Magnus-Alsleben). Les expériences ont montré que l'oreillette intacte pouvait présenter de l'alternance.

1° **Caractères de l'alternance de l'oreillette.** — Cette alternance se traduit sur le tracé par une succession régulière, selon un rythme identique, de battements alternativement forts et faibles des parois de l'oreillette. Deux points différents d'une même oreillette peuvent ne pas présenter une alternance concordante (Rihl, 43). Mais cette conclusion, qui n'a rien en elle-même d'inadmissible, n'a pas été démontrée directement, comme pour le ventricule, par des courbes de suspension prises en des points différents de l'oreillette. Elle a été donnée par Rihl qui s'est basé, pour l'établir, sur la comparaison de l'alternance de l'oreillette et l'alternance du ventricule et de la jugulaire. Nous verrons tout à l'heure que l'argument n'est peut-être pas suffisant.

2° **Diagnostic différentiel de l'alternance de l'oreillette.** — L'étude de l'alternance de l'oreillette n'est pas aussi simple que l'étude de l'alternance du ventricule. Il ne suffit pas, en effet, de constater sur la courbe de suspension de l'oreillette que les pulsations sont d'*amplitude régulièrement alternante* et qu'elles sont d'ailleurs *parfaitement rythmiques*. C'est que le ventricule, suivant les conditions circulatoires intraventriculaires, peut influer sur l'amplitude des battements des parois de l'oreillette. En présence d'une alternance de la courbe auriculaire, pour affirmer une alternance vraie, une alternance de force de l'oreillette, on doit, suivant l'état du ventricule, distinguer deux cas.

a) *Le ventricule n'est pas alternant*. — Dès lors, les conditions circulatoires ventriculaires sont identiques pour toutes les systoles de l'oreillette. L'alternance de la courbe auriculaire représente donc certainement une alternance vraie de l'oreillette.

b) *Le ventricule est alternant*. — Les conditions circulatoires intraventriculaires changent donc régulièrement et peuvent en certains cas influencer par contre-coup les conditions circulatoires de l'oreillette. En effet, malgré une égale force de contraction, si le sang qui doit s'écouler de l'oreillette dans le ventricule passe tantôt difficilement, tantôt facilement, suivant la résistance ventriculaire à l'évacuation de l'oreillette, l'excursion des parois auriculaires sera tantôt petite, tantôt plus grande. On ne peut pourtant parler d'*alternance de l'oreillette;* c'est une *pseudo-alternance auriculaire* par « alternance de la résistance ventriculaire à l'évacuation de l'oreillette » (Rihl, 43).

Pour faire le diagnostic de l'alternance vraie de cette pseudo-alternance de l'oreillette, il suffit de se rendre compte s'il existe réellement dans le cas particulier une résistance ventriculaire alternante à l'évacuation de l'oreillette. La situation de la systole de l'oreillette dans la diastole de la contraction ventriculaire précédente permet de résoudre ce problème.

α. *Si la systole auriculaire, pour la forte contraction de l'oreillette comme pour la faible, survient alors que le ventricule est en diastole franche*, la résistance ventriculaire est sans doute la même dans les deux cas. Toute alternance de la courbe auriculaire indique une alternance vraie de l'oreillette.

β. *Lorsque la systole auriculaire tombe alternativement dans une phase peu avancée de la diastole ventriculaire précédente et dans une phase plus avancée*, il existe probablement une résistance ventriculaire alternante à l'évacuation de l'oreillette : résistance forte dans le premier cas, résistance faible dans le deuxième. L'excursion des parois auriculaires sera donc moins ample dans un cas que dans l'autre. Toute alternance de la courbe auriculaire dont la contraction faible répond à une phase peu avancée et dont la contraction forte répond à une phase plus avancée de la diastole ventriculaire précédente, doit être considérée comme une pseudo-alternance de l'oreillette (Rihl).

On peut remarquer que pareil cas se présentera d'autant mieux que le rythme sera plus rapide. C'est dans les cas de rythme inverse, alors que l'excitation, au lieu d'aller de l'oreillette au ventricule comme normalement, fait d'abord contracter le ventricule puis l'oreillette, qu'on peut le mieux voir cette pseudo-alternance (Hering, 19, p. 366, fig. 5, Cushny, p. 10, 16). Les tracés jugulaires, comme nous allons le voir, peuvent d'ailleurs aider à ce diagnostic.

ARTICLE II

ALTERNANCE DE L'ONDE VEINEUSE AURICULAIRE

Il est tout naturel de songer à étudier l'alternance de l'oreillette dans le pouls veineux. Malheureusement les renseignements obtenus sont d'une interprétation particulièrement délicate. C'est que, en clinique surtout, le pouls veineux ne se laisse pas toujours facilement enregistrer, et D. Windle a même particulièrement insisté à ce sujet[1].

A. — CARACTÈRES DE L'ALTERNANCE AURICULAIRE SUR LES TRACÉS VEINEUX

C'est l'onde veineuse *a* qui est ici en cause, car c'est elle qui représente dans le phlébogramme le travail auriculaire. L'alternance des ondes *a* consiste en une différence de hauteur de deux ondes *a* consécutives, qui se reproduit régulièrement. Cette alternance n'apparaît pas toujours très nettement, car ces ondes partent souvent de niveaux différents. Inversement on peut croire à une alternance qui n'existe pas dans la réalité, si l'on ne mesure pas soigneusement les hauteurs des ondes *a*. C'est l'erreur qu'ont commise plusieurs auteurs, Volhard notamment, en ne prêtant attention qu'aux sommets des ondes auri-

[1] En réalité, les difficultés d'enregistrement du pouls veineux chez les malades en alternance ne sont pas plus fortes qu'ailleurs et dépendent de l'état général et fonctionnel du malade.

culaires. Mais ainsi que Hering et Rihl l'ont à plusieurs reprises fait remarquer, il ne s'agit pas, en pareil cas, d'alternance; car les pieds de ces ondes sont situés à des niveaux différents. Leur hauteur n'est donc pas alternante ; il n'y a que leur position qui change.

B. — DIAGNOSTIC DE L'ALTERNANCE VEINEUSE AURICULAIRE

Mais l'alternance des ondes auriculaires *a* peut être due à d'autres causes qu'une alternance vraie de l'oreillette. La *respiration* dans certains cas et l'*alternance ventriculaire* suffisent, en effet, pour produire une alternance des ondes *a*[1]. L'alternance veineuse n'est alors qu'une pseudo-alternance de l'oreillette.

Le diagnostic de l'alternance vraie de cette pseudo-alternance de l'oreillette est d'ailleurs souvent d'une extrême difficulté.

1. *Diagnostic de l'alternance vraie et de la pseudo-alternance de l'oreillette d'origine respiratoire.*

La respiration peut assez facilement donner une pseudo-alternance auriculaire. En effet, au moment de l'inspiration, la pression baisse dans la jugulaire

[1] Rill (43), dans ses conclusions, a fait remarquer qu'en outre il existait des pseudo-alternances des ondes auriculaires veineuses, par bigéminisme ou par block partiel à rythme 2/1. Il est bien vrai que, dans le bigéminisme et le block partiel, les ondes auriculaires puissent être de hauteurs alternantes; mais, en pareil cas, le diagnostic d'une alternance possible de l'oreillette ne se pose même pas. C'est précisément l'aspect de la courbe veineuse qui permet de faire le diagnostic de ces deux formes d'arythmie.

et l'ondulation *a* est plus élevée dans l'inspiration que dans l'expiration. Si donc le rythme respiratoire se règle sur la moitié du nombre des pulsations, une pseudo-alternance peut se réaliser. Nous avons pu, en collaboration avec notre maître, le Dr Gallavardin, montrer un pareil fait.

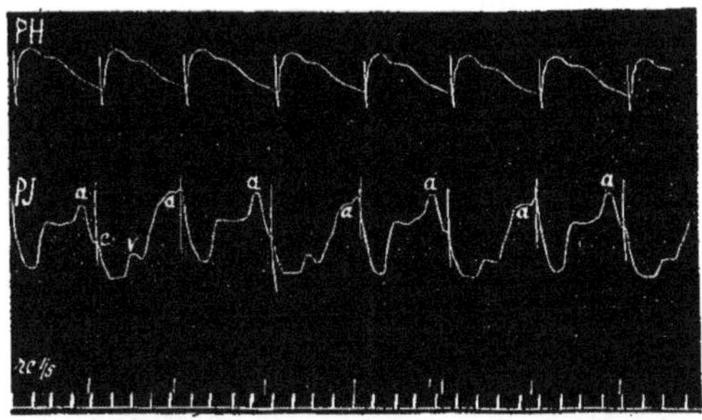

Fig. 43. — *Pseudo-alternance de l'oreillette d'origine respiratoire.* — Le rythme respiratoire présentant chez ce sujet une fréquence égale à la moitié du rythme circulatoire, une pulsation correspond à l'inspiration, la suivante à l'expiration. De là les variations alternantes de l'ondulation *a*, sans que le malade ait jamais présenté aucun signe d'alternance ventriculaire.

Le tracé (fig. 43) présente une alternance régulière dans la hauteur des ondes *a*, alors qu'il n'existe pas d'alternance du pouls artériel. Mais l'examen du malade, au moment des tracés, montrait que son rythme respiratoire était à peu près exactement la moitié du rythme circulatoire. Une pulsation veineuse correspondait à l'inspiration, l'autre à l'expiration, et l'alternance des ondes *a* était sans doute d'origine respiratoire. Ce qui le prouve, c'est que la hauteur de ces ondes dépend surtout des variations de forme de la partie diastolique du tracé veineux, tandis que leur sommet est presque toujours au même niveau; c'est surtout que, par suite d'un léger décalage du rythme respiratoire sur le rythme circulatoire, la régularité de l'alternance ne tarde pas à se troubler (cf. tracé, fig. 44). Une suspension de la respiration aurait été la preuve définitive, car elle aurait amené la disparition de l'alternance.

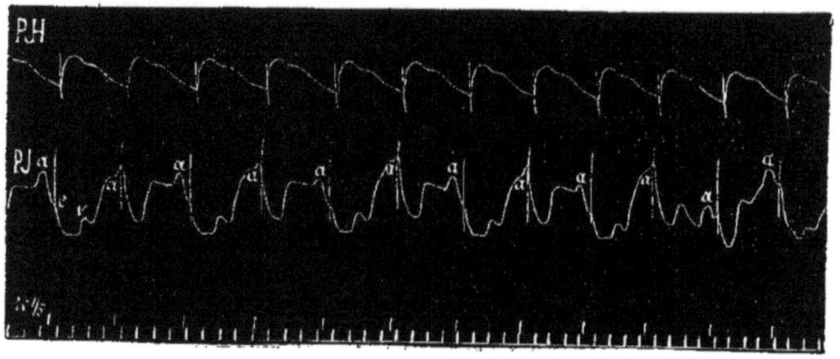

Fig. 44. — *Pseudo-alternance de l'oreillette d'origine respiratoire.* — Ce tracé, recueilli à la suite du précédent, montre bien l'origine respiratoire des variations alternantes de l'ondulation *a*. Par suite d'un léger décalage du rythme respiratoire sur le rythme circulatoire, on voit, vers la fin du tracé veineux, deux pulsations auriculaires fortes se suivre immédiatement, ce qu'on n'observe jamais dans l'alternance cardiaque vraie.

2. *Diagnostic de l'alternance vraie et de la pseudo-alternance de l'oreillette par ventricule alternant.*

Très complexe déjà en expérimentation, cette question devient presque insoluble en clinique. Nous allons exposer tous les termes du problème, en l'étudiant séparément dans les expériences et dans la clinique car les données que l'on peut avoir ne sont pas les mêmes dans ces deux cas.

1° Moyens de diagnostic en expérimentation. — Outre le pouls jugulaire, on peut, dans les cœurs en expérience, prendre des courbes de suspension de l'oreillette même et du ventricule. Or, nous avons déjà vu (p. 125) que la courbe auriculaire proprement dite d'une oreillette non alternante peut présenter une pseudo-alternance si le ventricule est alternant. Il s'agit alors d'une alternance de la résistance qu'oppose le ventricule à l'évacuation de l'oreillette. L'excursion faible des parois auriculaires correspond à la forte résistance ventriculaire, et l'excursion ample, à la faible résistance ventriculaire. Mais si l'on considère le pouls veineux, il est évident que le sang, pressé dans les deux cas avec une égale force par le muscle auriculaire, ne pouvant dans le premier cas s'écouler dans le ventricule, refluera dans le système veineux et donnera une onde forte, tandis que, dans le deuxième cas, il ne donnera qu'une onde veineuse faible, car il trouvera un débouché plus commode dans le ventricule. On peut donc admettre avec Rilh le principe suivant : *dans la pseudo-alternance de l'oreillette par ventricule alternant, l'amplitude de l'onde veineuse auriculaire a doit être de sens inverse de l'amplitude des battements auriculaires*. En un mot, l'alternance de l'oreillette même et l'alternance de ses ondes jugulaires doit être discordante.

Comme conséquence, deux cas sont à considérer, suivant que l'alternance des battements de l'oreillette est concordante ou discordante avec l'alternance des ondes auriculaires veineuses. Un troisième cas peut se présenter, beaucoup plus rare, où il existe une alternance des ondes veineuses auriculaires, sans alternance des battements de l'oreillette.

a) *L'alternance est concordante dans la courbe des battements auriculaires et dans la courbe veineuse.* — Il s'agit certainement d'une alternance vraie de l'oreillette, d'après le principe même que nous venons d'établir. Peu importe l'état du ventricule. S'il existe des différences dans la résistance du ventricule, à l'évacuation de l'oreillette, elles n'ont pu que diminuer l'alternance, mais non la créer (Rilh, 43).

b) *L'alternance est discordante dans la courbe des battements auriculaires et dans la courbe veineuse.* — Rilh admet alors que l'existence de l'alternance de l'oreillette est possible. Mais pour l'admettre, on doit faire la preuve qu'il n'y a pas, dans les deux systoles, de changement de la résistance du ventricule à l'évacuation de l'oreillette, et pour cela, chercher dans quelle phase de la diastole de la contraction ventriculaire précédente tombe la systole de l'oreillette (cf. p. 126).

Si une alternance de la résistance du ventricule à l'évacuation de l'oreillette n'est pas démontrée, Rilh admet qu'il s'agit bien d'une alternance vraie de l'oreillette. Et pour expliquer cette discordance de l'alternance de la courbe de suspension et de l'alternance de la courbe veineuse, il invoque l'exemple de la discordance des alternances du ventricule et du pouls artériel : la partie du muscle auriculaire de qui dépend surtout la formation de l'onde auriculaire *a* n'est pas la même que la partie de l'oreillette dont on a enregistré la courbe de suspension.

C'est sur ce raisonnement que Rilh a admis la discordance possible, dans l'alternance, de deux parties différentes de l'oreillette. L'explication de Rilh est par trop facile. Elle n'est pas ici prouvée par des courbes de suspension de différents points de l'oreillette, comme pour le ventricule, et ne repose sur aucune donnée anatomique. Elle ne laisse pas, selon le mot de Belsky, de paraître quelque peu étrange.

c) *L'alternance des ondes auriculaires veineuses existe seule, sans alternance des battements de l'oreillette.* — Pour Rihl, de deux choses l'une :

Ou bien *le ventricule est alternant*, il s'agit alors d'alternance de la résistance ventriculaire à l'évacuation de l'oreillette, qui ne s'est pas laissée enregistrer sur la courbe de suspension de l'oreillette.

Ou bien *le ventricule n'est pas alternant*, c'est pour Rihl que l'on a à faire à une alternance vraie de l'oreillette. Et il explique l'absence d'alternance sur la courbe de suspension de l'oreillette, soit par le manque de sensibilité du procédé d'enregistrement, soit par l'hypothèse de l'alternance d'une autre partie de l'oreillette que celle que l'on a étudiée !

Tous ces faits montrent en tous cas la difficulté, même en expérimentation, d'affirmer l'alternance vraie de l'oreillette d'après l'alternance des ondes jugulaires, lorsqu'il existe une alternance concomitante du ventricule.

2° **Moyens de diagnostic en clinique**. — Mais en clinique, le pouls jugulaire est le seul moyen que nous ayons pour nous renseigner sur l'action de l'oreillette. On manque, dès lors, de bases fermes pour étayer un diagnostic d'alternance vraie de l'oreillette. Aussi n'existe-t-il pas une seule observation d'alternance de l'oreillette qui n'ait été contestée.

L'alternance des ondes veineuses auriculaires *a* n'a jamais été recherchée que dans des cas où il existait une alternance du ventricule. D'ailleurs, elle est très rare, de l'avis de tous les auteurs : A. Hoffmann (99), Volkard, D. Windle, etc.). Mackenzie ne l'a, pour sa part, jamais observée. Quoi qu'il en soit, lorsqu'il existe une alternance des ondes auriculaires *a* sur le phlébogramme, les seules données que nous ayons pour résoudre le problème d'une alternance vraie de l'oreillette sont l'alternance du pouls artériel et le cardiogramme.

Comme Lewis (112) l'a bien fait remarquer, ce n'est pas avec la contraction ventriculaire qui lui fait suite que l'on doit comparer la systole auriculaire, mais avec la contraction ventriculaire précédente. Sur cette base, l'on peut distinguer deux types : dans l'un, l'onde *a* est de nom contraire de l'onde radiale précédente, c'est-à-dire que l'onde *a* est faible lorsque l'onde radiale précédente est forte et inversement (Hering, Tabora, Münzer) ; dans l'autre, l'onde *a* est de même nom que l'onde radiale précédente (Tabora, Lewis, Gallavardin et Gravier).

Quel que soit le type, l'alternance de l'oreillette peut toujours être discutée. On peut, *pour résoudre ce problème, étudier le cardiogramme, le sens de l'alternance radiale ou surtout comparer l'évolution de l'alternance auriculaire veineuse et de l'alternance radiale.*

a) *Diagnostic de l'alternance de l'oreillette et de la pseudo-alternance par ventricule alternant d'après le cardiogramme.* — Le meilleur moyen pour Rihl (43)

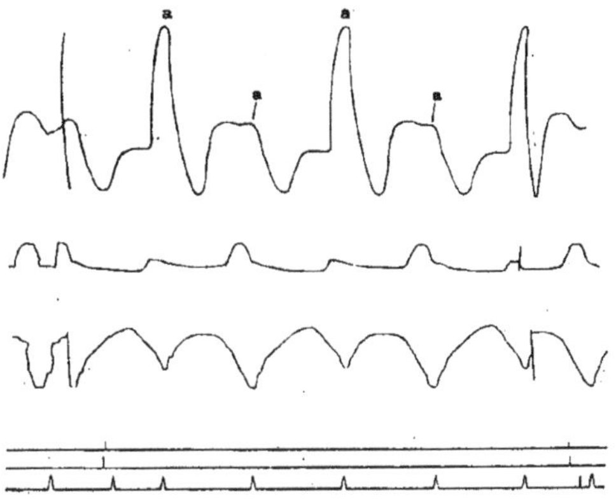

Fig. 45. — *Démonstration expérimentale de la pseudo-alternance de l'oreillette par ventricule alternant.* — Dans cette figure, empruntée à Rihl, le tracé supérieur représente le pouls jugulaire le tracé moyen la courbe de suspension de la paroi de l'oreillette, le tracé inférieur la courbe de suspension du ventricule. Il s'agit bien d'une pseudo-alternance de l'oreillette, car la plus grande oscillation *a* correspond, en réalité, à une oscillation moindre de la paroi de l'oreillette, par suite de l'évacuation ventriculaire incomplète qui la précède immédiatement.

de trancher le diagnostic serait de rechercher d'après le cardiogramme en quelle phase de la diastole de la contraction ventriculaire précédente tombe la systole de l'oreillette, et de voir s'il y a probabilité ou non en faveur d'une alternance de la résistance ventriculaire à l'évacuation de l'oreillette (fig. 45). La rapidité du rythme semble donc avoir quelque importance ; il y aurait d'autant plus lieu de craindre une pseudo-alternance de l'oreillette que le rythme serait plus rapide.

b) *Diagnostic de l'alternance de l'oreillette et de la pseudo-alternance par ventricule alternant, d'après le sens de l'alternance radiale.* — Il est vrai que pour Lewis, pour Gallavardin et Gravier, c'est surtout la quantité de sang *plus* ou *moins grande* qui est restée dans le ventricule après sa *faible* ou après sa *forte* systole qui produirait une alternance de la résistance ventriculaire à l'évacuation de l'oreillette. Dans ce cas, ce serait la lenteur du rythme qui devrait surtout faire craindre une pseudo-alternance de l'oreillette.

Il existe à cette dernière manière de voir une objection, qui a été signalée par Rihl (43) : dans le block partiel à rythme 3 ou 4/1, les ondes auriculaires *a* du tracé jugulaire diminuent d'amplitude à mesure qu'elles tombent dans une phase plus avancée de la diastole de la dernière contraction ventriculaire, par conséquent, à mesure qu'il y a plus de sang dans le ventricule.

Il nous paraît donc bien difficile, sinon impossible, d'affirmer en clinique une alternance vraie de l'oreillette, d'après la seule constatation de l'alternance des ondes auriculaires du phlébogramme.

c) *Diagnostic de l'alternance de l'oreillette et de la pseudo-alternance par ventricule alternant, d'après l'évolution comparée des alternances des ondes veineuses* a *et des pulsations radiales.* — On pourra penser à une alternance vraie, lorsque, comme dans le cas de Tabora, l'alternance auriculaire veineuse est

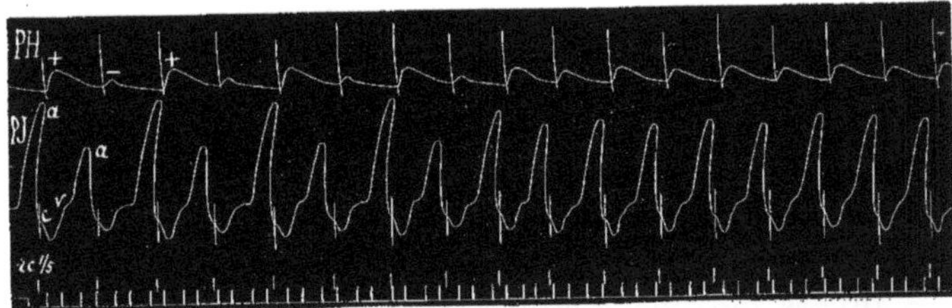

Fig 46. — *Pseudo-alternance de l'oreillette par ventricule alternant.* — *L'alternance ventriculaire* se lit facilement sur le tracé artériel PH. Elle est très accusée dans la première partie du tracé où elle vient d'être renforcée par une extrasystole, bien moins sensible dans la seconde partie.

Sur le tracé veineux PJ, les *variations alternantes de l'ondulation a* sont très nettes Il ne peut s'agir de variations respiratoires, le tracé ayant été recueilli au moment d'une phase d'apnée complète d'un rythme de Cheyne-Stokes. Malgré les apparences, il ne s'agit pas non plus d'alternance vraie de l'oreillette, mais simplement de pseudo-alternance par ventricule alternant, car : 1° le *sens de l'alternance de l'ondulation a* correspond parfaitement aux variations alternantes qu'oppose à l'évacuation de l'oreillette le degré différent de réplétion ventriculaire succédant aux pulsations fortes et faibles; 2° l'*atténuation brusque de cette alternance des ondulations a* se produit au moment même et dans la mesure où se manifeste l'atténuation de l'alternance ventriculaire (Tracé Casp...).

tantôt de même sens, tantôt de sens inverse de l'alternance radiale.

On se méfiera au contraire d'une pseudo-alternance, lorsque l'alternance auriculaire du phlébogramme évoluera dans l'ombre de l'alternance radiale, avec des variations d'amplitude absolument parallèles à celles de l'alternance radiale (Rihl, 43, Lewis, 112, Gallavardin et Gravier) (fig. 46).

ARTICLE III

PROCÉDÉS SECONDAIRES POUR L'ÉTUDE DE L'ALTERNANCE DE L'OREILLETTE

C'est tout arbitrairement que nous groupons ici ces divers moyens d'étude, mais leur peu d'importance pratique ne leur mérite pas la place à laquelle ils pourraient théoriquement prétendre.

1. *Alternance de l'oreillette sur le cardiogramme de la pointe.*

Strasburger a signalé une alternance des ondes de l'oreillette sur les tracés cardiographiques de la pointe du cœur. Malheureusement, l'observation de Strasburger (146) ne concerne par une alternance vraie, mais une bigéminie par extrasystole ventriculaire très retardée.

Pratiquement, ce procédé ne semble pas devoir être de grand intérêt pour l'étude de l'alternance de l'oreillette, car les ondes auriculaires ne se détachent pas toujours franchement, souvent ne sont pas visibles, et la valeur de leur alternance est encore à élucider. Des expériences seraient nécessaires pour fixer les conditions dans lesquelles une alternance des ondes auriculaires du cardiogramme indique une alternance vraie de l'oreillette.

Tout récemment, Donzelot et Pezzi ont publié quelques cas d'alternance des ondes auriculaires du cardiogramme, survenant après une extrasystole auriculaire. Dans un cas (fig. 4 des auteurs), seule l'oreillette semble alterner, le cardiogramme de la pointe étant sensiblement normal, ce qui ne veut d'ailleurs pas dire qu'il n'y ait pas d'alternance ventriculaire. Dans les deux autres cas (fig. 1 et 3), la grande onde de l'oreillette précède le grand battement ventriculaire. S'il s'agit vraiment d'une alternance auriculaire, on peut faire remarquer que les hauteurs des ondes ventriculaires proprement dites, mesurées de leur sommet, jusqu'à l'onde auriculaire, sont sensiblement égales, et qu'il n'y a donc qu'une pseudo-alternance de la pointe, bien qu'il y ait une alternance du pouls dans la figure 1.

Quoi qu'il en soit, nous n'oserions affirmer qu'il s'agisse bien d'une alternance vraie de l'oreillette, car nous nous demandons si la quantité différente de sang qui reste dans le ventricule après la faible et après la forte contraction, ne suffit pas pour expliquer la différence de force du choc des parois ventriculaires sous l'influence de l'ondée auriculaire. Une comparaison du cardiogramme avec un phlébogramme, l'évolution comparée de l'alternance des ondes auriculaires et des ondes ventriculaires du cardiogramme sur de plus longs tracés, enfin la recherche de l'influence d'une extrasystole purement ventriculaire sur l'alternance des ondes auriculaires, auraient peut-être permis une discussion plus précise. Il est vrai que, dans le tracé 2, une extrasystole auriculaire n'est suivie que d'alternance du choc de la pointe, sans alternance sensible des ondes auriculaires ; toutefois, l'intensité de l'alternance ventriculaire semble alors plus petite que dans le tracé 1, et la deuxième extrasystole auriculaire est même suivie de postextrasystoles égales, sauf, naturellement, la première postextrasystole.

2. Alternance de l'oreillette sur les courbes œsophagiennes.

Les tracés œsophagiens, n'étaient les difficultés de l'enregistrement, seraient certainement le meilleur moyen d'étudier l'alternance de l'oreillette.

Trois auteurs seulement ont pris des tracés œsophagiens au cours d'une alternance cardiaque : Lian (118), Hœsselin (93) et Edens (64). Mais les tracés de Lian ne purent rien montrer. Les tracés d'Hœsselin (obs. II) ne présentaient qu'une pseudo-alternance des ondes auriculaires : leurs hauteurs étaient égales; seuls différaient les niveaux du pied de ces ondes. Quant au tracé d'Edens, que nous reproduisons ici (fig. 47), certains auteurs ont pensé qu'il s'agissait d'une bigéminie et non d'alternance. Les chiffres donnés par Edens pour mesurer les périodes des différentes pulsations sont d'ailleurs inexacts, comme on peut le vérifier (les deux dernières périodes du tracé, notamment, sont sensiblement égales). Il semble pourtant que les contractions de l'oreillette se fassent bien rythmiquement, et qu'on doive, par suite, considérer le cas comme un un cas d'alternance des ondes auriculaires œsophagiennes.

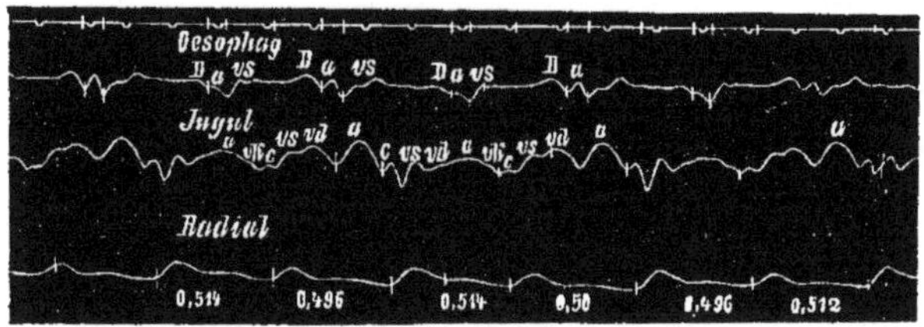

FIG. 47. — *Alternance vraie probable de l'oreillette.* — Tracé emprunté à Edens (tracé inférieur de la figure 24). On peut voir sur la courbe œsophagienne (courbe supérieure) une alternance nette dans l'amplitude des ondes auriculaires *a*. Alternance concordante des ondes auriculaires *a* du tracé jugulaire. Alternance radiale du même sens (les valeurs marquées des deux dernières périodes du pouls radial doivent être rectifiées).

Selon toute probabilité, on doit d'ailleurs appliquer aux tracés œsophagiens les mêmes réserves qu'aux courbes de suspension expérimentales. Il sera donc utile de les comparer aux tracés jugulaires, lorsqu'il existera une alternance concomitante du ventricule. Dans le cas d'Edens, l'alternance jugulaire et l'alternance œsophagienne des ondes auriculaires étant absoabsolument concordantes, on ne peut qu'admettre une alternance vraie de l'oreillette.

3. *Alternance de l'oreillette et sphygmogramme.*

Lewis (115) a prétendu qu'une alternance de l'oreillette, lorsqu'elle coexiste avec une alternance ventriculaire, peut changer le sens de l'alternance radiale. On pourrait, si le fait devait jamais être reconnu exact, tout aussi bien admettre une alternance du pouls artériel, par alternance de l'oreillette, sans alternance du ventricule.

Rihl (43), sans vouloir discuter le cas particulier, s'est élevé contre la généralisation de cette opinion. A notre avis, les tracés publiés par Lewis ne sont d'ailleurs rien moins que probants et d'une lecture difficile. Ce serait d'ailleurs donner à l'oreillette un rôle singulièrement important dans la formation de l'ondée sanguine artérielle! Cette importance paraît d'autant plus exagérée par Lewis qu'il s'agit dans son cas d'un *rythme inverse*.

4. *Alternance de l'oreillette et électrocardiogramme.*

L'onde P des tracés électriques qui représente le travail de l'oreillette s'est toujours montrée de même hauteur dans les alternances expérimentales de l'oreillette (Hering, Kahn et Starkenstein). On ne saurait donc demander à l'électrocardiogramme d'autre renseignement que des renseignements chronologiques[1].

[1] H. Frédericq « expérimentant sur des lambeaux de myocarde auriculaire, a vu une alternance électrique consistant en une succession alternante d'une figure monophasique et d'une figure diphasique ». Mais l'alternance électrique n'apparaît pas lorsqu'il s'agit de cœurs intacts.

CHAPITRE III

VARIATIONS DE L'ALTERNANCE

Chez un même malade, l'alternance peut présenter des variations remarquables, peut même parfois disparaître ou apparaître, sous l'action de différents facteurs. Ces facteurs sont de deux sortes : extrinsèques et intrinsèques.

Les facteurs extrinsèques ne sont autre chose que les diverses substances médicamenteuses, telles que digitale, strophantus, quinine, etc., qu'on administre ordinairement aux cardiaques. Pour le moment, nous les laisserons de côté, réservant leur étude aux chapitres pathogénique et clinique.

Les facteurs intrinsèques sont ceux qui ne mettent en jeu aucune influence étrangère à l'organisme. Ce sont, en allant du simple au complexe : 1° *la fréquence du rythme cardiaque;* 2° *l'extrasystole;* 3° *l'influence des nerfs cardiaques;* 4° *la tension artérielle;* 5° *la respiration;* 6° *l'effort;* 7° *des influences de nature imprécise* qu'on ne saurait rattacher nettement à l'une des précédentes, mais qui semblent dépendre de l'état même du myocarde.

§ 1. — Influence de la fréquence du Rythme cardiaque sur l'Alternance

Cette influence est depuis longtemps connue et l'on a même basé sur elle, comme nous l'avons vu, un procédé pour déceler l'alternance légère. L'augmentation de la fréquence aggrave, en effet, le trouble alternant et la différence de hauteur des ondes artérielles s'accuse. Inversement, avec la diminution de la fréquence, l'alternance diminue et peut même s'effacer complètement.

En certains cas de tachycardie paroxystique, quelques auteurs, frappés par l'existence de l'alternance exclusivement pendant les accès, ont même voulu voir des rapports de causalité entre l'alternance et l'augmentation du rythme. Lommel (119), et à sa suite Gerhardt (81), ont, en effet, considéré l'alternance du début des accès de tachycardie paroxystique comme une augmentation de la puissance de contraction du cœur qui se manifesterait par l'intercalation entre deux pulsations normales d'une nouvelle pulsation qui, d'abord petite, augmenterait progressivement de hauteur, jusqu'à égaler ses aînées. Cette théorie, qui semble comparer la petite onde à une greffe, est sans fondement sérieux et ne repose que sur des apparences, car le plus souvent la fréquence du rythme pendant l'accès est supérieure au double de la fréquence primitive.

§ 2. — Influence de l'Extrasystole sur l'Alternance

Toutes les difficultés de cette étude résident dans la ressemblance des figures sphygmographiques que donnent parfois l'extrasystolie et l'alternance. Ce sont, pourtant, deux troubles cardiaques dont la nature présente des différences fondamentales : dans *l'alternance*, en effet, les contractions de l'oreillette et des ventricules répondent à *des excitations normales d'origine sinusienne, se répétant à des intervalles égaux ;* au contraire, *l'extrasystole* est une *contraction anormale, tantôt localisée à une cavité cardiaque, tantôt généralisée, qui survient prématurément et répond à une excitation locale de l'oreillette, de l'atrio-ventricule ou du ventricule* (fig. 48). L'extrasystole est donc un trouble de l'irritabilité du myocarde, l'alternance est due à un trouble de la contraction cardiaque. L'une et l'autre comportent des conclusions pronostiques spéciales et particulières à chacune d'elles. Il y a donc un grand intérêt de savoir les distinguer l'une de l'autre, malgré leurs similitudes d'aspect. Mais cette étude doit s'appuyer sur une connaissance exacte des rapports qui existent entre l'extrasystole et l'alternance, afin de pouvoir déterminer ce qui revient à chacune d'elles. Allant donc du simple au complexe, nous étudierons successivement : *les rapports de l'alternance avec une extrasystole isolée ;* 2° *les rapports de l'alternance avec une extrasystole se reproduisant de façon rythmique.*

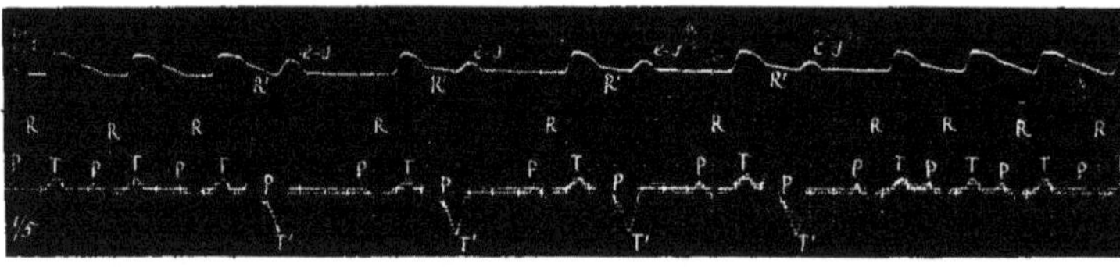

Fig. 48. — *Electrocardiogramme de contractions normales et d'extrasystoles.* — La courbe supérieure représente le pouls huméral; la courbe inférieure est l'électrocardiogramme. C'est un exemple de pouls bigéminé dont on peut voir quatre couples dans la partie médiane du tracé. Les extrasystoles en cause sont des extrasystoles ventriculaires (R' T') et *(es)* dont la courbe électrique montre nettement les caractères différents des caractères des contractions normales (P R T). Si l'on mesure le temps qui sépare le début de la contraction ventriculaire, indiqué par l'onde R, du début de la pulsation artérielle, on voit facilement que l'onde extrasystolique met un temps beaucoup plus long que la systole normale, pour se propager à l'humérale (Réduction de 1/3).

Auparavant, nous dirons quelques mots de l'extrasystole même, car elle semble présenter dans l'alternance quelques caractères particuliers.

A. — CARACTÈRES DE L'EXTRASYSTOLE DANS L'ALTERNANCE

1° **Nature de l'extrasystole.** — La nature de l'extrasystole est variable ; tantôt il s'agit d'extrasystoles auriculaires (D. Windle, Volhard, Brooks-Rosenthal), tantôt d'extrasystoles atrio-ventriculaires (Rihl, 139), tantôt d'extrasystoles ventriculaires, et c'est le cas de beaucoup le plus fréquent. Quelle que soit leur nature, les extrasystoles ont, d'ailleurs, toujours les mêmes influences.

2° **Situation de l'extrasystole.** — Dans un rythme alternant, l'extrasystole peut aussi bien se trouver après une contraction forte qu'une contraction faible, et son influence est la même dans les deux cas (Volhard, 155, Rihl, 139, Mackenzie, Gerhardt, 181, Frédericq, etc.) (fig. 49). Lorsqu'elle survient après une faible pulsation, l'onde extrasystolique peut être parfois assez retardée pour simuler une pulsation normale et faire croire à une succession de deux systoles faibles amenant un changement de la cadence de l'alternance. Mais il ne s'agit là que d'une apparence (fig. 50 et 51).

Elle survient parfois immédiatement après une systole normale, mais un tel degré de prématuration est rare. Au contraire, on observe avec une remarquable fréquence des extrasystoles retardées. Dans toutes les observations suffisamment explicites, se trouvent

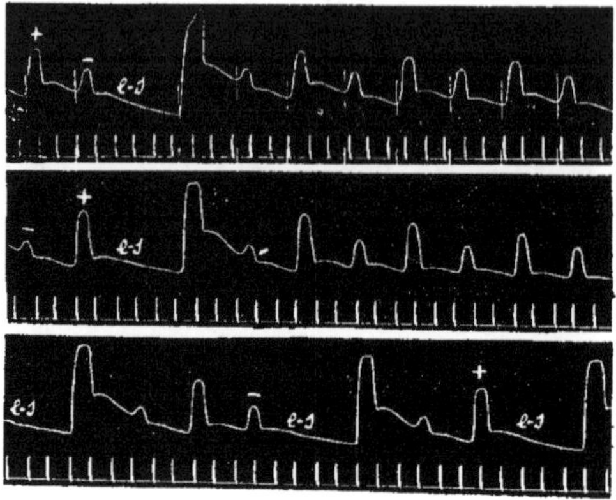

Fig. 49. — *Pouls alternant et intermittences extrasystoliques.* — Ces tracés montrent que les extrasystoles se montrent indifféremment après les pulsations fortes ou faibles (Tracé Vac...).

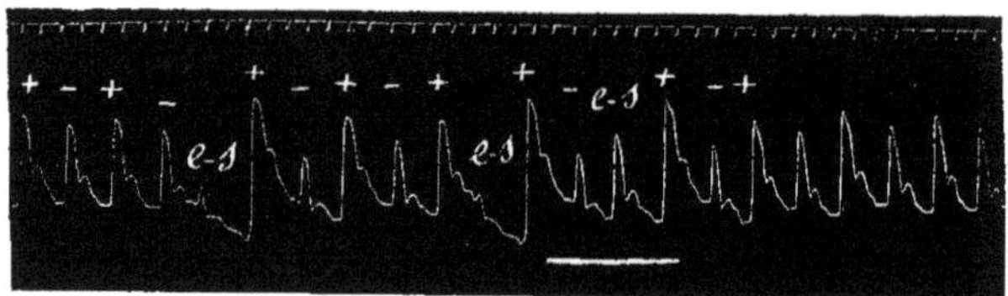

Fig. 50. — *Pseudo-changement de sens de l'alternance.* — Alternance continue légère avec renforcement postextrasystolique. Au niveau de la partie soulignée, l'alternance radiale semble changer de sens, deux pulsations faibles se suivent; il ne s'agit que d'une apparence, la deuxième pulsation faible étant une extrasystole *(e-s)* dont la hauteur anormale est due à ce qu'elle succède à la pulsation faible d'un couple fortement alternant (Tracé Berth., 3 octobre 1913).

signalées quelques-unes de ces extrasystoles retardées, car elles augmentent considérablement les difficultés diagnostiques. Avec notre maître le Dr Gallavardin, nous avons été, d'autre part, frappés de ne les rencontrer, à peu de chose près, que dans des cas d'alternance, aussi nous sommes-nous demandé si l'état alternant du cœur n'était pas pour quelque chose dans cette particularité des extrasystoles? Quoi qu'il en soit,

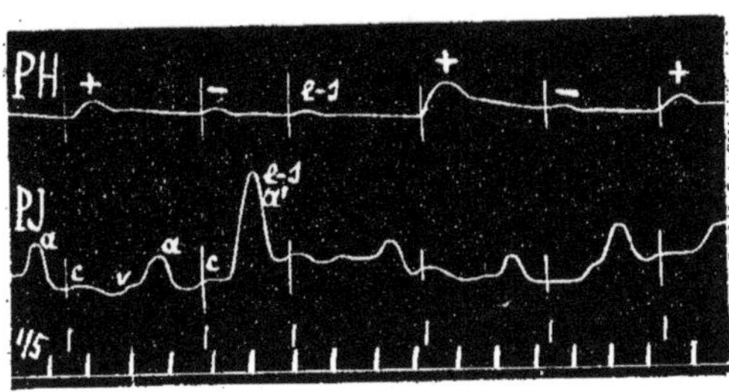

Fig. 51. — *Pouls alternant avec apparence de deux pulsations faibles consécutives.* — Comme le montre le tracé veineux, la seconde pulsation faible est en réalité due à une extrasystole auriculaire *(e-s a')* et c'est l'absence de repos compensateur qui pourrait la faire prendre pour une seconde pulsation faible alternante (Tracé Casp...).

le degré de prématuration aurait, d'après Rihl, une certaine importance pour l'influence de l'extrasystole sur les couples suivants.

L'extrasystole est ordinairement suivie d'un repos compensateur, à moins qu'il ne s'agisse d'extrasystole auriculaire. On peut toutefois rencontrer au cours de l'alternance quelques extrasystoles interpolées (Rihl, 139), mais le fait est très rare, l'extrasystole interpolée demandant pour se produire un rythme lent, tandis que dans l'alternance, l'alternance clinique surtout, le rythme cardiaque est plus rapide que normalement. En pareil cas, l'influence de l'extrasystole interpolée sur les couples suivants s'exerce suivant une loi un peu particulière.

3° **Force de l'extrasystole.** — On peut juger de la force de l'extrasystole (il ne s'agit évidemment que de la comparer aux contractions alternantes) d'après la hauteur de l'onde extrasystolique et aussi quelque peu d'après son retard. Volhard et Rihl (40) ont attiré l'attention sur la grandeur de l'extrasystole dans l'alternance. Si l'extrasystole, survenant après une grande pulsation, est toujours plus petite que ne l'aurait été la faible pulsation, au contraire, lorsqu'elle survient après la petite pulsation, elle est parfois, mais parfois seulement, plus grande que cette pulsation, tout en restant plus faible que la forte pulsation. Nous en verrons la raison dans notre étude pathogénique. Enfin, Hering, qui autrefois déjà avait bien étudié les causes du fort retard de l'onde extrasystolique, y a tout récemment insisté au Congrès de Londres en admettant qu'un retard anormal de l'extrasystole indiquait un certain degré d'insuffisance contractile du myocarde.

B. — RAPPORTS DE L'EXTRASYSTOLE SPORADIQUE ET DE L'ALTERNANCE

L'influence de l'extrasystole peut s'exercer : 1° sur les pulsations qui la précèdent ; 2° sur les pulsations qui la suivent.

1° **Influence de l'extrasystole sur les pulsations qui la précèdent.** — Cette influence ne laisse pas que d'être quelque peu mystérieuse. Elle a été signalée par D. Windle (164) dans ses tracés 7 et 8. Aucun autre auteur ne l'a notée et nous n'avons jamais pu l'observer pour notre part. D'après D. Windle, l'influence de l'extrasystole en pareil cas a toujours une action aggravante sur l'alternance qui, est augmentée, ou même apparaît si elle était latente. Cette influence ne se prolonge que sur quelques contractions et « ne dépasse que rarement un cycle respiratoire ». En même temps se produit tantôt un ralentissement, tantôt une légère accélération du rythme de ces contractions. Pour D. Windle, on n'observerait cette influence anticipée de l'alternance que sous deux conditions : fréquence du pouls sensiblement normale, rareté des accidents extrasystoliques. Les tracés de cet auteur ne nous ont pas convaincu, le tracé 7 notamment, où le premier couple alternant semble (autant qu'on puisse l'affirmer d'après le seul tracé radial) n'être qu'un couple bigéminé avec extrasystole retardée. Toutefois, D. Windle dit avoir souvent rencontré pareil phénomène. De nouvelles courbes plus démonstratives nous paraissent tout au moins nécessaires.

2° **Influence de l'extrasystole sur les pulsations qui la suivent.** — Cette influence n'est pas toujours univoque. Le plus communément, l'extrasystole augmente ou fait même apparaître l'alternance dans les contractions suivantes lorsqu'elle survient dans un cœur en état manifeste ou latent d'alternance (fig. 52). L'augmentation de l'alternance se fait d'ailleurs suivant certaines lois ou règles assez bien établies. Mais on a pu observer plusieurs cas qui font exception à ces règles et dont il est assez difficile d'apprécier la valeur. Nous allons donc étudier : 1° Comment, en règle générale, s'exerce l'influence de l'extrasystole ; 2° Quelles sont les diverses excep-

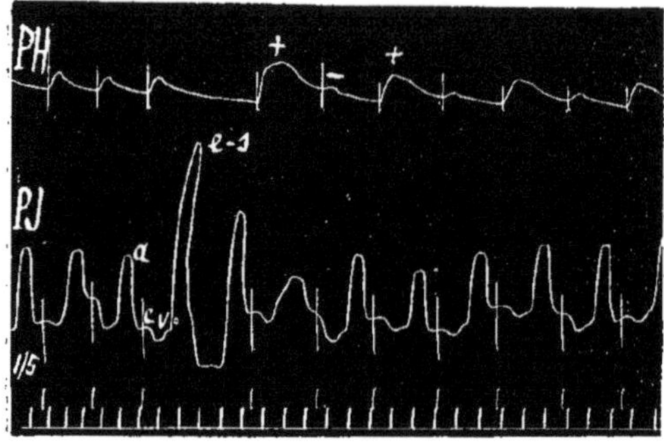

Fig. 52. — *Alternance postextrasystolique* — Sur le tracé artériel, on voit l'alternance s'installer immédiatement à la suite de l'intermittence. Cette intermittence est due à la non-transmission au pouls d'une extrasystole atrioventriculaire *(e-s)* très nettement visible sur le tracé veineux (Tracé Casp...).

tions qui ont été signalées ; 3° A quels facteurs est due cette influence de l'extrasystole.

A. Règles générales de l'influence de l'extrasystole sur l'alternance. — Dans un *cœur de contractilité normale*, l'extrasytole est suivie d'une première pulsation qui est un peu plus haute que les pulsations précédentes. La deuxième, la troisième et les autres pulsations suivantes reprennent la hauteur normale. Parfois même la première pulsation post-extrasystolique est aussi de hauteur normale. Cette grande pulsation postextrasystolique peut s'expliquer par la grande quantité de sang qui s'est collectée dans le ventricule pendant la longue période du repos compensateur qui a suivi l'extrasystole et par une contraction plus forte du myocarde, due au long repos et à une influence inotrope positive de l'extrasystole (Rihl). Enfin, l'extrasystole influe assez souvent sur le rythme des contractions qui la suivent soit en l'accélérant, soit en le ralentissant.

Dans un *cœur en alternance latente*, la première postextrasystole est aussi beaucoup plus grande que la pulsation normale, mais la deuxième, au lieu de revenir à une hauteur normale, est beaucoup plus petite. On a ainsi un véritable couple alternant. Cette alternance peut d'ailleurs se répéter au niveau des couples suivants, deux ou trois en moyenne, et plus rarement se prolonge sur les dix ou douze couples qui suivent l'extrasystole, tout en diminuant progressivement et assez rapidement d'intensité à chaque nouveau couple. C'est l'alternance postextrasystolique de Mackenzie. Comme l'a fait remarquer Volhard (155), l'extrasystole peut, par des apparitions assez fréquentes, donner une alternance qui, en fait, devient presque continue.

Lorsque le *pouls alternant existe déjà*, l'extrasystole augmente son alternance pendant les trois ou quatre premiers couples et le pouls alternant reprend ensuite son intensité première. C'est naturellement dans le premier couple que se manifeste au maximum le renforcement de l'alternance, la première postextrasystole présentant une hauteur exagérée, tandis que la deuxième postextrasystole paraît parfois à peine sur le tracé artériel (fig. 53).

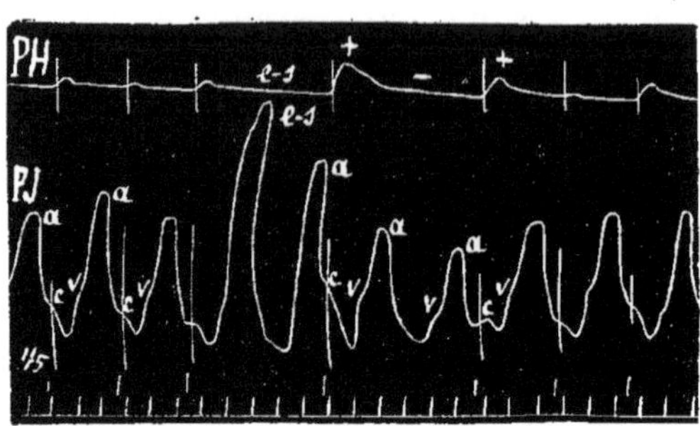

Fig. 53. — *Alternance postextrasystolique, avec extrême atténuation de la première pulsation faible.* — La seconde contraction ventriculaire qui suit l'extrasystole est tellement faible qu'elle ne s'inscrit pas sur le tracé jugulaire et à peine sur le pouls artériel où il semble qu'il y ait deux intermittences consécutives (Tracé Casp...).

Ce renforcement de l'alternance, après l'extrasystole, ne se manifeste pas seulement dans son principal caractère, la hauteur, mais aussi dans ses caractères secondaires, le retard de la petite onde du couple alternant, par exemple. Rihl (139), Volhard (155), Strasburger (146), l'ont très bien noté et, à leur suite, Heitz (84) et Münzer (128). (fig. 54). L'augmentation du retard de la petite onde a été mise par Heitz sur le compte d'un retard de la deuxième contraction postextrasystolique, dû à une influence chronotrope négative de l'extrasystole sur le sinus même. Cette explication de Heitz est plausible dans le cas particulier, puisque, sur le tracé veineux, l'onde auriculaire *a* de la faible contraction est déjà en retard

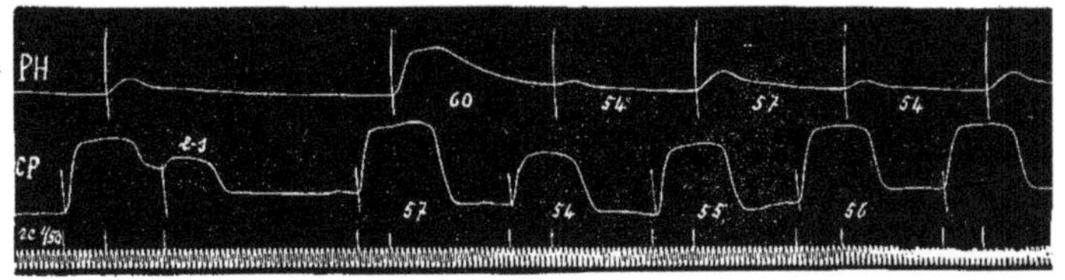

Fig. 54. — *Pouls alternant avec accentuation postextrasystolique du retard de la pulsation faible.* — L'inégalité des deux périodes est toujours plus accusée dans le premier couple succédant à l'extrasystole; en effet, la première contraction ventriculaire est plus précoce par suite du repos prolongé du système de conduction et sa transmission artérielle plus rapide à cause de la vacuité relative du système artériel. P H, pouls huméral; C P, choc de la pointe; *e-s*, extrasystole (Tracé Vac...).

marqué sur l'onde *a* de la contraction précédente. Mais souvent l'extrasystole accélère au contraire le rythme et par conséquent a une influence chronotrope positive sur le sinus. Le retard particulièrement marqué de la deuxième pulsation postextrasystolique reconnaît en règle générale deux causes : 1° la première postextrasystole arrive toujours un peu avant temps (Rihl, Volhard, Münzer), et le repos compensateur n'a pas la longueur qu'il devrait théoriquement avoir, d'où apparence d'un retard de l'ondesuivante plus grand que la réalité ; 2° le retard de l'onde artérielle sur le début de la contraction cardiaque est réellement beaucoup plus grand que normalement dans la deuxième postextrasystole, tandis qu'il est anormalement raccourci dans la première postextrasystole. Rhil (139) rapporte ces valeurs différentes du retard des deux premières ondes artérielles postextrasystoliques à la différence marquée de la pression artérielle au moment de la première postextrasystole et au moment de la deuxième, d'où des temps de tension du ventricule plus faible dans la première contraction et beaucoup plus grand dans la deuxième. Un retard aussi marqué n'existe guère que dans le premier couple, mais peut encore se voir parfois dans le deuxième couple postextrasystolique (Rihl).

De tout ce qui précède on peut donc énoncer les lois générales suivantes :

a) Dans un cœur en état latent ou manifeste d'alternance, l'extrasystole fait apparaître ou augmente l'alternance dans les premières pulsations qui la suivent (Mackenzie, Volhard, Rihl, Tabora, A. Hoffmann, Lewis, etc.).

b) La cadence de l'alternance postextrasystolique est donnée par la première postextrasystole qui est toujours une pulsation forte.

c) De la loi précédente, découle le corollaire suivant :

Dans un pouls alternant continu, l'extrasystole change la cadence de l'alternance, lorsqu'elle survient après une petite pulsation; elle laisse la même cadence, lorsqu'elle survient après une forte pulsation.

B. EXCEPTIONS AUX RÈGLES GÉNÉRALES DE L'INFLUENCE DE L'EXTRASYSTOLE SUR L'ALTERNANCE. — Ces exceptions peuvent porter : soit simplement sur les modalités suivant lesquelles s'exerce cette influence; soit sur la nature même de cette influence.

a) *Exceptions portant sur les modalités de l'influence de l'extrasystole.* — L'influence aggravante de l'extrasystole peut ne pas débuter dès le premier couple postextrasystolique et ne se faire sentir que dans les couples suivants. D. Windle est, à notre connaissance, le seul auteur qui ait signalé le fait. Il a pu voir le renforcement de l'alternance ne survenir qu'au niveau du deuxième couple postextrasystolique ou même du quatrième couple. Windle ne croit d'ailleurs pas à une simple coïncidence, mais il ne donne aucune explication du phénomène.

C'est parfois la deuxième postextrasystole qui oriente l'alternance. C'est que, en pareil cas, la première pulsation postextrasystolique n'est pas une onde forte. Nous n'avons pu trouver que de très rares exemples de ce fait. Au cours d'excitations répétées de l'anse de Vieussens, chez un chien chloralisé, Fredericq (11) a obtenu des tracés qui montrent une extrasystole, avec repos compensateur, suivie d'une petite pulsation comme première postextrasystole

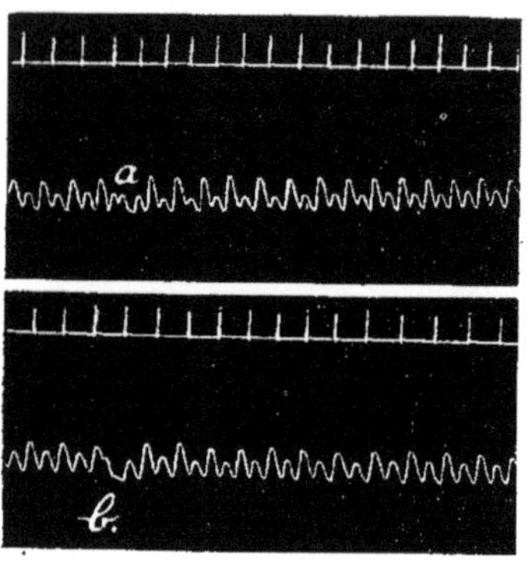

Fig. 55. — *Extrasystoles suivies d'une première postextrasystole faible* (Tracé de Frédericq). — Dans le tracé supérieur, l'extrasystole *a* survient après une pulsation faible ; dans le tracé inférieur, l'extrasystole *b* survient après une forte pulsation. La cadence de l'alternance ne change qu'après l'extrasystole *b*.

(fig. 55). S'il faut en croire certains auteurs, la première postextrasystole ne serait plus petite que la la normale que lorsqu'il s'agit de cœurs très fatigués. Enfin un tracé de Rihl (39) nous montre un phénomène identique. Mais il s'agit ici d'extrasystole interpolée et l'alternance est d'ailleurs nettement augmentée dans le couple qui suit cette première postextrasystole.

Il est évident qu'en pareil cas l'extrasystole règle la cadence de l'alternance suivant une loi exactement inverse de celle que nous avions établie. *La cadence de l'alternance est changée lorsque l'extrasystole survient après une pulsation forte, et reste inchangée, lorsque l'extrasystole arrive après une pulsation faible*[1].

b) *Exceptions portant sur la nature même de l'influence de l'extrasystole.* — L'extrasystole n'a pas toujours une influence aggravante sur l'alternance. Elle peut au contraire diminuer l'alternance et la faire même disparaître. Parfois son influence semble simplement nulle. Rihl (39) dit expressément « qu'après l'extrasystole, l'alternance existante peut aussi bien subir une diminution qu'une augmentation passagère ». Cette diminution de l'alternance consiste surtout en ce fait que la différence de hauteur entre la deuxième et la troisième postextrasystole est moindre que la différence qui existe entre deux pulsations alternantes ante-extrasystoliques. Rihl en donne l'explication suivante : « C'est que l'influence inotrope positive se prolonge non seulement sur la première pos-extrasystole, mais encore sur la deuxième » qui par suite devient plus grande. Il fait d'ailleurs remarquer que la diminution de l'alternance se produit lorsque l'extrasystole est très prématurée, « ce qui ne peut exister que dans des expériences et ne se voit pas en clinique ».

Davenport-Windle (164) a signalé quelques faits à peu près identiques. On peut voir par exemple sur un même tracé une extrasystole suivie d'alternance, tandis qu'une autre reste sans influence. Sur de longs

[1] Frédericq (11), malgré l'anomalie de son cas, a donné la loi normale de la cadence de l'alternance postextrasystolique. Mais il s'agit là certainement d'une erreur d'inattention.

tracés, D. Windle aurait même observé une alternance dont l'apparition ou la disparition survenait brusquement après une extrasystole. Pour cet auteur, l'explication de ces faits doit être cherchée dans une influence respiratoire (voir plus bas).

Toutes ces exceptions ne sont pas sans nous étonner. Pour notre part nous n'avons jamais rien pu observer de semblable, bien que Windle dise les avoir rencontrées de façon courante. A part Rihl et Windle, aucun autre auteur ne les a signalées. De nouvelles observations nous paraissent nécessaires avant qu'on puisse être définitivement fixé.

C. Pathogénie de l'influence de l'extrasystole. — Plusieurs facteurs doivent être mis en cause pour expliquer l'influence de l'extrasystole.

En premier lieu le facteur le plus important est certainement *l'action de l'extrasystole* elle-même. Le cœur malade se remet moins bien d'une extrasystole que le cœur sain : d'où augmentation ou apparition de l'alternance. Nous verrons d'ailleurs comment la théorie de Hering explique très simplement cette action de l'extrasystole.

A côté de ce facteur *principal*, extrasystolique pur, il existe d'autres *facteurs secondaires* dont l'importance est peut-être discutable, pour quelques uns d'entre eux tout au moins.

α. Le *degré de prématuration de l'extrasystole* aurait pour Rihl une certaine importance. Rihl (39) publiant en effet deux tracés dont l'un montre une augmentation de l'alternance après l'extrasystole, et l'autre, une diminution après un semblable accident, fait remarquer que dans le premier cas l'extrasystole est très prématurée, tandis que dans le deuxième cas l'extrasystole n'a qu'une avance minime. Dans un autre travail Rihl (139) revient sur cette grande avance de l'extrasystole qui explique la contradiction apparente. C'est que, pour lui, l'influence de l'extrasystole, qui serait une influence inotrope positive, ne se prolonge pas jusqu'à la deuxième postextrasystole, lorsque l'extrasystole est très prématurée, tandis que cette influence peut s'y faire sentir encore si l'extrasystole est moins en avance.

β. *La fréquence du rythme cardiaque* est le facteur secondaire dont le rôle est le plus sûr dans l'alternance postextrasystolique. Il est assez fréquent de voir après l'extrasystole une légère accélération du rythme. On pourrait donc logiquement se demander si l'alternance postextrasystolique n'est pas surtout due à cette accélération passagère. En réalité cette action du rythme cardiaque n'est que secondaire, car l'alternance apparaît ou augmente aussi lorsque le rythme se ralentit (Mackenzie, D. Windle, Danielopolu, Heitz). Mais il nous paraît injuste, comme Belsky l'a fait remarquer, de tomber dans l'excès contraire et de négliger complètement ce facteur. La deuxième postextrasystole surtout est parfois nettement avancée, comme on peut le voir dans le tracé électrique. Peut être dans certains cas — dans certains cas seulement — une alternance postextrasystolique qui reste localisée au premier couple postextrasystolique doit-elle être mise sur le compte de cette légère arythmie sinusale. En conséquence on ne doit peut-être pas toujours la considérer comme une alternance vraie (alternance atypique de Hering) (fig. 56).

γ. *La respiration* enfin, d'après D. Windle, gouvernerait en quelque sorte l'influence de l'extrasystole sur l'alternance. Il note en effet qu'une extrasystole *inspiratoire* (survenant pendant l'inspiration) produit une apparition ou une augmentation de

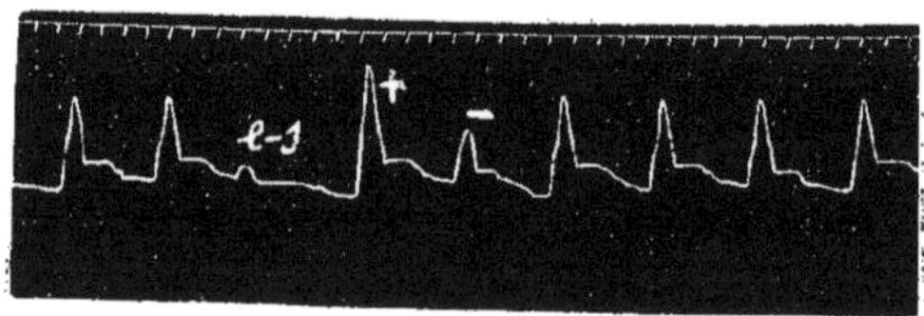

FIG. 56. — *Alternance postextrasystolique.* — L'alternance ne porte que sur le premier couple des pulsations; mais sur d'autres tracés, et, le même jour, l'alternance était plus prolongée (Tracé UII...).

l'alternance, tandis qu'une extrasystole *expiratoire* (survenant pendant l'expiration) diminue ou fait même disparaître l'alternance. D. Windle ajoute bien d'ailleurs qu'avec l'inspiration le rythme cardiaque s'accélère pour diminuer avec l'expiration, mais il ne semble pas donner à ce dernier facteur une grande importance. Il ne nous dit pas s'il observe des faits identiques lorsque le rythme cardiaque n'est pas influencé par la respiration, ce qui est très fréquent, même chez les cardiaques en alternance. C'est en tous cas le seul auteur qui signale ce rôle de la respiration, et nous n'avons jamais, pour notre part, rien pu observer de semblable.

C. — RAPPORTS DE L'ALTERNANCE ET DE L'EXTRASYSTOLE DANS LES ALLORYTHMIES EXTRASYSTOLIQUES

Par sa reproduction rythmique et son influence alternogène sur les contractions qui la suivent, l'extrasystole donne assez souvent des images sphygmographiques qui peuvent étonner et ont besoin d'une interprétation critique sévère. Mais avec les notions précises que l'on est arrivé à établir sur l'alternance postextrasystolique, cette interprétation n'est plus impossible.

On comprend en effet très bien qu'en se reproduisant toutes les cinq ou six pulsations, dans un cœur en « méiopragie alternante » (Vaquez), l'extrasystole donne une alternance qui semble continue (Volhard). Mais cette alternance, qui paraît simplement émaillée d'extrasystoles, disparaîtra dès que l'extrasystole ne surviendra plus. Personne ne doutera, dans ce cas, qu'il ne s'agisse d'une alternance postextrasystolique et il ne vient même pas à l'esprit d'admettre une identité de l'alternance et de l'extrasystole.

Dès que l'extrasystole survient, toutes les *quatre* pulsations, la figure sphygmographique est plus délicate à interpréter. On a en effet deux couples, tous deux alternant *en hauteur ;* mais le premier est un couple bigéminé, tandis que le deuxième est un couple alternant vrai (par alternance postextrasystolique). Avec un peu d'attention, l'explication est pourtant facile, et c'est à tort que Riegel a fait de cette forme de pouls une forme particulière à laquelle il donna le nom de « pouls quadrigéminé » ou *pulsus alternans duplicatus* (fig. 57 et 58).

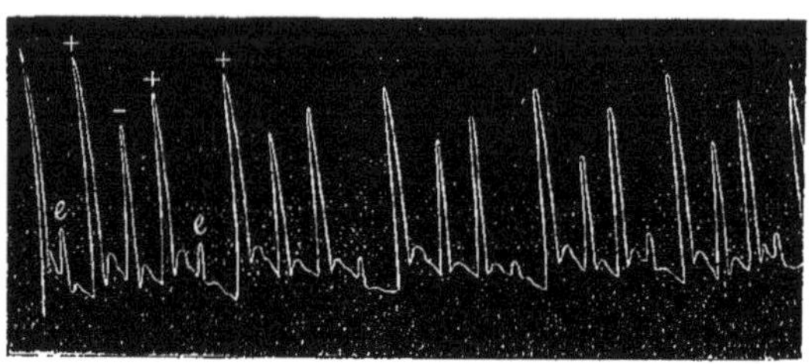

FIG. 57. — *Pouls quadrigéminé ou « pulsus alternans duplicatus ».* — Chaque groupe quadrigéminé se compose d'un couple alternant (+ et —) et d'un couple bigéminé (+ et *e*) (Tracé 2 de Riegel...).

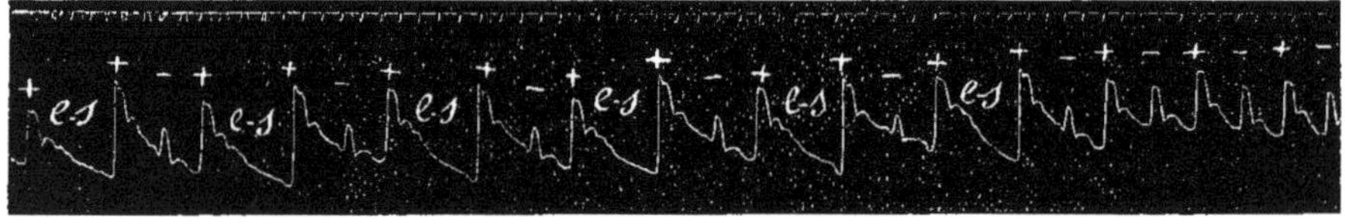

FIG. 58. — *Pouls quadrigéminé.* — On voit dans ce tracé une extrasystole (*es*) apparaître toutes les quatre pulsations On a ainsi une intrication de couple alternant et de couple pseudo-alternant, formant le pouls quadrigéminé de Riegel (Tracé Berth... du 3 octobre 1913).

Avec la répétition de l'extrasystole toutes les trois pulsations, la difficulté augmente encore devant une image aussi régulière. C'est le « rythme trigéminé » de certains auteurs. En réalité, chaque image se compose d'une extrasystole et d'un couple alternant (par alternance postextrasystolique) (fig. 59).

Lorsque l'extrasystole se reproduit toutes les deux

pulsations, donnant cette forme particulière du pouls que l'on a appelée « pouls bigéminé » ou « rythme couplé », il semble que toute discussion soit terminée. L'alternance qui pouvait exister auparavant n'a pas disparu sans doute, mais elle va rester masquée par le bigéminisme. Mais voici que cesse le bigéminisme et à

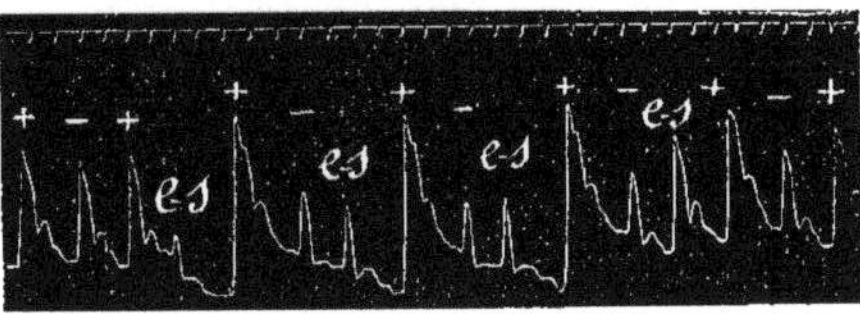

Fig. 59. — *Pouls trigéminé.* — Le pouls trigéminé est ici intercalé entre des pulsations normales alternantes. Chaque groupe du rythme trigéminé se compose d'un groupe alternant (+ et —) et d'une pulsation extrasystolique *(es)*. On peut remarquer que la première extrasystole, qui survient après une forte pulsation (+), est à peine marquée tandis que les trois autres extrasystoles, qui surviennent après une pulsation faible (—), sont beaucoup plus hautes, bien que le degré de prématuration de toutes ces extrasystoles soit sensiblement le même (Tracé Berth... du 3 octobre 1913).

sa place s'installe un pouls alternant caractéristique qui se prolongera d'autant plus longtemps que le cœur n'a pas été sans être fatigué par la longue succession « d'extra-excitations ». Et de suite se pose cette question : le rythme bigéminé et le rythme alternant ne sont-ils pas identiques ? (Traube, Schreiber (143), Riegel (135), Dehio (63), Tabora (147), Möhr (127), Bard (50). Cette question se comprend d'autant mieux que la transition entre le bigéminisme et l'alternance se fait souvent de façon presque insensible, pour peu que l'extrasystole soit retardée (Hering, Tabora).

Nombre de travaux ont tenté d'approfondir cette question; mais ce fut sans grand résultat, car on ignorait d'une part les rapports de l'alternance et de l'extrasystole et l'on ne savait d'autre part que très mal différencier les deux troubles. A l'heure actuelle il nous paraît possible d'aborder de front cette grande question des rapports de la bigéminie et de l'alternance, grâce à nos connaissances plus précises (cf. diagnostic différentiel du pouls alternant). Pour la résoudre il nous faut successivement étudier : 1° l'alternance succédant à une bigéminie; 2° l'alternance au cours du bigéminisme.

1° **Alternance succédant à une bigéminie.** — La plupart des auteurs que nous avons vu conclure du changement de la bigéminie en alternance à une identité des deux troubles ont confondu une pseudo-alternance par extrasystoles retardées avec une alternance vraie (fig. 60 et 61). C'est là un fait entendu, leurs conclusions sont donc fausses, et ce fut précisément un des grands mérites de Hering que de signaler l'erreur et de nous apprendre à ne pas nous contenter d'apparences sphygmographiques trompeuses. Faut-il néanmoins, avec Hering, nier qu'une alternance authentique ne puisse « succéder » à un pouls bigéminé? Pareille opinion est certainement injuste. Elle est facilement compréhensible, lorsqu'on se rappelle qu'au moment des premiers travaux de Hering, et même longtemps après, l'alternance était considérée comme un phénomène d'une excessive rareté, et qu'en 1904 on pouvait se demander s'il y en avait chez l'homme un seul cas qui puisse être admis sans conteste. Cet exposé explique la grande prudence, l'excessive sévérité même de Hering. C'est ainsi que cet auteur (Hering) voyant, sous l'influence d'une injection d'atropine, un pouls alternant succéder à un pouls bigéminé, conclut à une pseudo-alternance. C'est qu'en effet, pour lui, tandis que l'extrasystole continue à se reproduire sui-

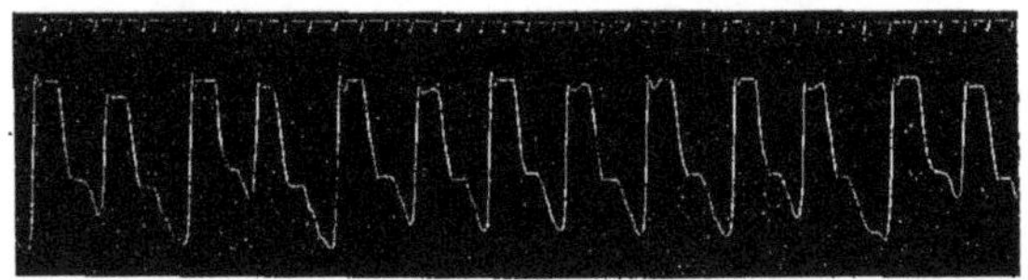

Fig. 60. — *Pouls bigéminé semblant se transformer en pouls alternant vrai par suite du retard plus marqué de l'extrasystole.*

vant le même rythme que précédemment, le rythme des contractions normales s'est au contraire accéléré, si bien que l'avance de l'extrasystole devient moins prononcée et ne se reconnaît plus au pouls. Le fait particulier n'est pas en discussion. Mais c'est la généralisation de cette opinion qu'on ne saurait admettre. Avec raison Edens a admis, dans un cas semblable, une alternance vraie.

Les deux observations de Tabora sont à ce point de vue particulièrement intéressantes. Dans la première, la bigéminie est remplacée par de l'alternance sous l'influence d'une contraction de l'avant-bras et de l'accélération légère du rythme due à cet effort ; dans l'autre, la bigéminie fait place à l'alternance, spontanément, sans aucune modification du rythme. En examinant les tracés artériels au moment du changement, il semble que la petite systole extrasystolique diminue

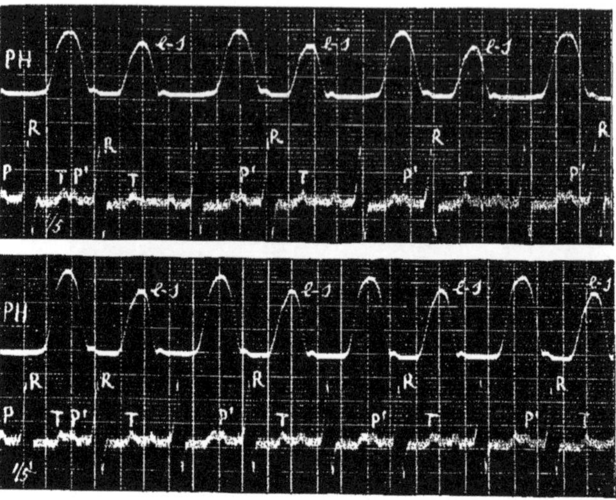

Fig. 61. — *Pouls pseudo-alternant par bigéminie auriculaire* (réduction 14/9). — Ces deux tracés ont été pris pendant la même séance chez le même malade. La courbe supérieure représente le pouls huméral; la courbe inférieure est l'électrocardiogramme. Dans le premier tracé (tracé supérieur), on voit facilement sur le pouls artériel qu'il s'agit d'un pouls bigéminé. La courbe électrique démontre l'origine auriculaire de l'extrasystole (P' R T). Ce sont des extrasystoles sans repos compensateur et le rythme vrai du cœur est donné par l'intervalle P'-P qui sépare l'extrasystole de la contraction normale suivante. Dans le tracé inférieur, le pouls bigéminé prend les apparences du pouls alternant. C'est que spontanément le rythme primitif du cœur, indiqué comme plus haut par l'intervalle P' — P s'est accéléré ; aussi l'extrasystole est-elle à peu près à égale distance de la systole normale qui la précède et de celle qui la suit. C'est par ce même phénomène que Hering explique dans une expérience la transformation d'un pouls bigéminé en pouls alternant, sous l'influence de l'atropine.

simplement son avance, pour prendre la place exacte de la contraction normale.

On ne saurait pour cela parler de *transformation*

ou de *changement* de bigéminie en alternance. Hering a raison de refuser cette expression, mais il va quelque peu trop loin en niant la possibilité de la *succession* d'un trouble à l'autre. L'alternance peut faire suite à la bigéminie, pour les mêmes raisons, multipliées, si l'on peut dire, par le grand nombre d'extrasystoles du rythme bigéminé, qu'une alternance authentique peut faire suite à une extrasystole sporadique. Hering semble craindre, en admettant la possibilité de cette succession, qu'on en déduise une identité des deux troubles. Mais rien ne peut nous y autoriser. quelque douce et imperceptible que soit la transition entre les deux troubles. L'alternance et la bigéminie sont deux troubles de nature différente ; par la fatigue plus grande qu'elle impose au myocarde, l'extrasystole augmente simplement le trouble de la fibre musculaire qui se trouve à la base de l'alternance. Nous ne voyons pas pourquoi le trouble alternant et le trouble extrasystolique ne pourraient pas trouver tous deux, en certains cas, un terrain favorable.

2° **Alternance au cours du bigéminisme.** — Ce deuxième problème est beaucoup plus délicat, car il pose la question de l'alternance au cours même de la bigéminie. Que devient en effet l'alternance, lorsque le pouls bigéminé survient dans un cœur en alternance manifeste ? Faut-il rapporter toute la différence de hauteur des ondes à la bigéminie, c'est-à-dire à l'avance de l'extracontraction, ou peut-on admettre que le trouble alternant du cœur soit aussi pour quelque chose dans la faiblesse de la petite onde artérielle ?

Il paraît naturel d'admettre que l'alternance persiste sous le rythme bigéminé; selon l'expression de Gerhardt (81) les « deux troubles peuvent coexister, et la bigéminie est aussi parfois une alternance ». C'est là une expression quelque peu audacieuse, mais juste, dans le sens particulier où l'a employée Gerhardt. C'est un peu l'idée qu'exprimait Wenchebach (159) lorsqu'il s'étonnait de la faiblesse de l'onde extrasystolique, malgré sa faible avance. Mais Wenchebach partait de là pour admettre, bien à tort du reste, une alternance vraie. Tabora a parfaitement admis la coexistence des deux troubles; pour lui, dans un cœur en alternance, l'extraexcitation comme une excitation sinusienne normale, ne fait contracter que les fibres myocardiques qui ne sont pas atteintes par le trouble alternant[1]. Et en effet, Hering (20) lui-même a très bien montré qu'une extrasystole peut avoir à souffrir

[1] Tabora (147) a fait remarquer qu'avec la contraction des mêmes parties du ventricule dans l'extrasystole et dans la petite contraction alternante, il était curieux de voir l'extrasystole ne donner qu'une onde faible, tandis que la contraction faible alternante donne déjà une onde beaucoup plus grande. La très petite avance de l'extrasystole ne peut expliquer le fait. Tabora a rappelé l'expérience suivante : lorsqu'on remplit un ballon de caoutchouc, une fois incomplètement et l'autre fois complètement, la même pression exercée seulement au niveau du pôle inférieur du ballon fait, dans le premier cas, sortir quelques gouttes d'eau seulement, tandis que dans le deuxième cas, une certaine quantité d'eau s'échappe du ballon. Et il compare l'action du cœur dans l'extrasystole et dans la contraction faible du rythme alternant à la pression exercée sur le ballon, car il admet que dans l'alternance seule la pointe du cœur se contracte. Dès lors, des différences légères dans le remplissage du ventricule peuvent avoir une certaine importance pour la grandeur de l'onde artérielle. La comparaison ne nous semble pas sans reproches, et l'on doit invoquer autre chose qu'une simple action mécanique.

de l'alternance comme une excitation normale, en recueillant un tracé où l'extrasystole ventriculaire marque au niveau de la base du cœur, et manque au niveau de la pointe.

Mais s'il est plausible d'admettre que l'avance de l'extrasystole du rythme bigéminé ne soit pas toujours la seule cause de la différence de hauteur des ondes artérielles, et que le trouble alternant puisse aussi intervenir, il paraît quelque peu difficile « d'essayer d'analyser à l'heure actuelle » ce qui peut revenir à chacun de ces facteurs, et Belsky dont nous citons les paroles, avoue tout crûment que « l'essayer est même inutile ».

La bigéminie n'exclut donc pas l'alternance concomitante, mais devant l'impossibilité où nous sommes d'apprécier l'influence de chacun de ces troubles dans la différence de hauteur des ondes du pseudo-pouls alternant, rien ne nous autorise à affirmer l'alternance. Jusqu'à nouvel ordre, en présence d'un pouls bigéminé, quelque retardée que soit l'extrasystole, on ne doit pas parler d'alternance.

§ 3. — Influence des Nerfs cardiaques sur l'Alternance

Nous ne pouvons étudier ici cette question de façon complète, car, pour la bien comprendre, certaines notions pathogéniques sont indispensables. Nous nous contenterons donc pour l'instant de signaler les diverses influences du pneumogastrique et du sympathique sur l'alternance, sans les expliquer.

Les nerfs vague et sympathique agissent sur l'alternance : 1° par influence indirecte; 2° par influence directe.

1° **Influence indirecte.** — L'influence indirecte sur l'alternance des nerfs cardiaques s'exerce par l'intermédiaire de la fréquence. Or l'on sait que l'excitation du vague diminue la fréquence du rythme, tandis que l'excitation du sympathique l'augmente. C'est donc dire que l'excitation du pneumogastrique diminue l'alternance et peut même la faire disparaître, tandis que celle du sympathique l'augmente ou la fait apparaître. Pour être indirecte, cette influence n'en est pas moins prédominante ; en conséquence, l'alternance réagira suivant cette règle, dans la plupart des cas d'excitation du pneumogastrique ou du sympathique.

2° **Influence directe.** — L'influence directe de ces nerfs sur l'alternance est le plus souvent masquée par les effets de l'influence indirecte. Elle a pu néanmoins être démontrée dans certaines expériences rares où la première influence était nulle ou moins importante. Dans ce cas, voici ce que l'on a pu noter.

a) *L'excitation du pneumogastrique augmente l'alternance.* C'est ainsi que Rihl[1], au moyen de la digitale, renforce légèrement l'alternance qui existait dans un ventricule en observation. Mais cette augmentation de l'alternance n'est possible que parce que la

[1] Rihl : *Pflügers Archiv,* 1906, Bd. 1114, S. 545.

fréquence du rythme ne subit qu'une minime variation. Hering (21), chez un chien curarisé, coupe le pneumogastrique droit : la courbe de suspension du ventricule droit montre une légère alternance, mais le pouls carotidien n'est pas alternant; l'excitation du nerf amène la dissociation du ventricule et de l'oreillette, et malgré le rythme ralenti, l'alternance du ventricule est plus forte et le pouls carotidien devient alternant.

b) *L'excitation du sympathique diminue ou fait disparaître l'alternance* dans la mesure où cette influence prédomine sur l'influence rythmique. Hering en donne deux exemples : dans l'un[1], l'excitation du sympathique, malgré l'augmentation nette de la fréquence, amène la disparition de l'alternance; dans l'autre[2], malgré l'augmentation de la fréquence, l'alternance persiste, mais sans être plus forte.

3° **Conclusion.** — En somme, les deux nerfs pneumogastrique et sympathique ont sur l'alternance une influence contraire. Pour chacun d'eux, l'influence sur l'alternance dépend surtout de son influence sur le rythme ; mais chacun d'eux possède une influence directe sur l'alternance qui est de sens contraire de la première, et lui cède le pas le plus souvent. C'est donc dire que l'interprétation de l'action du pneumogastrique et du sympathique sur l'alternance est toujours délicate. Cela montre aussi que l'on ne saurait appré-

1 Hering, *Pflüger's Archiv*, 1905, Bd. 108, S. 281 (courbes 9 et 10)
2 Hering, *Pflüger's Archiv*, 1906, Bd. 115, S. 354 (courbe 2).

cier exactement le degré d'intensité de l'alternance, que si l'on connaît la fréquence du rythme.

§ 4. — Influence de la Pression artérielle sur l'Alternance

Les rapports de la pression artérielle et de l'alternance ont préoccupé quelques auteurs ; mais ils n'ont pas été l'objet de travail important. Quelques remarques ont été faites à ce sujet ; elles sont loin d'être définitives. Pour notre part, malgré des mesures assez fréquentes, dans plusieurs de nos observations, de la tension artérielle, dont le détail d'ailleurs, ne présente que peu d'intérêt, nous devons avouer que notre ignorance est presque aussi complète. C'est que pareille étude est très difficile en clinique, et n'a jamais été tentée expérimentalement, que nous sachions. Elle exige beaucoup de patience, les mensurations devant être nombreuses, et, chaque mensuration assez minutieuse pour donner un chiffre très précis, comme assez prolongée pour éviter la cause d'erreur due à l'hypertension initiale et ne garder que le chiffre de la tension résiduelle. Il faut, de plus, éliminer certaines causes d'erreur, car il importe de faire la part, dans les variations observées de la tension, de nombreux facteurs secondaires qui, chez un malade, sont capables de la faire varier légèrement d'un jour à l'autre. Enfin, même lorsque des variations nettes et concordantes de la tension ont été observées, il faut encore apporter beaucoup de prudence dans leur interprétation, une même modification, une baisse de la tension systolique par exemple, pouvant tout aussi bien être l'indice d'un affaiblissement ventriculaire gauche progressif que le témoin du soulagement cardiaque résultant d'un obstacle rénal qui cède lentement devant une médication et un régime appropriés[1].

Deux questions sont à envisager : 1° Quel est l'état circulatoire manométrique des malades qui présentent de l'alternance ? 2° Quels sont les rapports qui, chez un malade donné, existent entre les modifications de la pression et les variations de l'alternance ?

A. — ÉTAT DE LA TENSION DANS L'ALTERNANCE

1° **Alternance chez les hypertendus.** — Le plus souvent, l'alternance s'accompagne d'un chiffre élevé de la tension, 180-200 mm.Hg en moyenne, mais parfois bien au-dessus. Tous les cliniciens ont signalé le fait, mais ils ont quelque peu exagéré en voulant en faire une règle générale qui ne souffrirait que de très rares exceptions. L'hypertension n'est pas du tout une condition nécessaire de l'alternance. Mais on comprend de reste que l'alternance apparaisse surtout chez les hypertendus, car l'hypertendu a un cœur qui se surmène, et un cœur surmené peut plus facilement, plus plausiblement qu'un autre, présenter l'état de fatigue correspondant au trouble alternant.

2° **Alternance chez les hypotendus ou les normotendus.** — Mais l'hypotendu peut avoir aussi

[1] Cf. L. Gallavardin, Chute et pente diastoliques de la pression artérielle. Hypotension et hypertension diastoliques (*Lyon Médical*, 25 juin 1911, p. 1141-1167).

un cœur malade qui présente le trouble alternant. Quelques observations nous en sont déjà connues : Mackenzie (120) rapporte un cas d'alternance avec une tension de 120 mm. Hg ; le malade de Tabora (147) présentait une tension systolique de 130 mm. Hg et celui de Rihl une pression aux environs de 100 mm. Hg ; enfin, le cas IV de Rehberg n'avait, lui aussi, qu'une tension de 115-130 millimètres de mercure. Mais ce petit nombre d'observations ne correspond certainement pas à la réalité. Si l'alternance semble rare dans les cas d'hypotension, c'est tout simplement qu'elle est beaucoup plus difficile à déceler et à démontrer ; mais nous avons pu, pour notre part, assez souvent la rencontrer.

Tous les hypotendus ou normotendus ne sont d'ailleurs pas comparables, tant s'en faut, et on doit absolument les distinguer en deux groupes, suivant le chiffre de la tension diastolique.

a) *Hypotendus ou normotendus systoliques, avec hypertension diastolique.* — C'est un peu le tort de nombre d'auteurs de ne pas donner le chiffre de la tension diastolique. C'est ainsi que pour les malades que nous avons cités plus haut, nous ne connaissons la tension diastolique que d'un seul, celui de Tabora. Or, ce malade avait précisément une tension diastolique de 100 mm. Hg, — donc une tension de 130/100 ! — Ainsi que notre maître, le Dr Gallavardin[1], l'a fait remarquer, il s'agit là de pseudo-

[1] L. Gallavardin, Chute et pente diastoliques de la tension artérielle. Hypotension et Hypertension diastoliques (*Lyon Médical*, 25 juin 1911, p. 1157 et suiv.). — L. Gallavardin, Les deux phases de

hypotension : selon toute probabilité, on doit considérer de pareils malades comme des hypertendus en baisse de tension, chez qui, seule la tension systolique baisse, par suite de la faiblesse ventriculaire, tandis que la pression diastolique persiste à son chiffre primitif — sans qu'on puisse expliquer le fait par la tachycardie qui coexiste assez souvent — montrant ainsi qu'il ne s'agit pas « d'une amélioration de la lésion qui avait nécessité l'hypertension ». Ces malades sont légion ; ce sont souvent des hommes jeunes (25–35 ans). La constatation, chez eux, de l'alternance ne saurait nous étonner, bien persuadé que nous sommes qu'elle doit être au contraire la règle.

b) *Hypo ou normo-tendus systoliques et diastoliques.* — Chez ces derniers malades, il n'y a probablement jamais eu d'hypertension, et la tension diastolique est restée toujours à son chiffre normal. Toute note rénale manque donc ici, il semble s'agir d'une insuffisance *primitive* du ventricule gauche. Bien que quelques précautions soient nécessaires pour déceler l'alternance, on est parfois étonné de la facilité avec laquelle on peut l'enregistrer dans certains cas, malgré cette basse tension.

l'hypertension artérielle. Phase latente et phase troublée par compensation et insuffisance ventriculaire gauche *(Lyon Médical*, 29 juin 1913, p. 1440). — L. Gallavardin et L. Gravier, Modifications du pouls dans l'insuffisance ventriculaire gauche. Pouls alternant et baisse de la tension systolique *(Lyon Médical*, 21 septembre 1913, p. 486).

B. — RAPPORTS DES MODIFICATIONS DE LA TENSION ET DES VARIATIONS DE L'ALTERNANCE

1° Résultat des observations antérieures. — L'étude de ces rapports n'a jamais été faite expérimentalement ; seuls, les cliniciens s'en sont préoccupés mais leurs résultats sont quelque peu discordants. Pour Mackenzie, « une baisse de la tension assure la disparition du pouls alternant qui peut réapparaître dans la suite, après un effort ». Mackenzie a aussi étudié les variations de l'alternance sous l'influence du nitrite d'amyle. Dans l'observation I (app. I) de Mackenzie (123), une crise d'angor s'accompagne d'alternance, et la pression est alors de 190 mm. Hg pour une fréquence de 120 ; le nitrite d'amyle amène un soulagement rapide, et, bien que le pouls s'accélère, l'alternance diminue plutôt. Quinze minutes plus tard, tout phénomène douloureux a disparu, mais la pression artérielle est à 200 mm. Hg et l'alternance est plus marquée. Dans un autre cas d'angor (Mackenzie (121), avec hypertension à 210 mm. Hg, l'alternance et l'angor disparaissent lorsque la pression tombe à 170 mm. Hg. De même Régnier (132) signale dans son observation que l'alternance disparaissait par la baisse de la tension et de l'état général pour réapparaître une demi-heure après l'injection d'un cardio-tonique. En revanche, dans l'observation IV de Rehberg, le pouls alternant, très visible pour une tension de 115-125 mm. Hg disparaissait quand la tension était à 130. Dans l'observation II du même auteur, l'alternance de très nette devenait à peine perceptible, à un jour de distance, bien que le chiffre de la tension soit exactement le même.

Tirer quelques conclusions d'après ces documents nous paraît quelque peu difficile.

2° **Résultats de nos observations.** — Mais avant de donner les résultats de nos observations, peut-être devons-nous signaler une petite cause d'erreur possible dans l'appréciation des variations de l'alternance. Nous nous demandons en effet si, mises à part, les difficultés que nous avons déjà signalées dans l'appréciation exacte de la tension, les modifications de la pression, quelque faibles soient-elles, ne peuvent pas suffire à changer les conditions circulatoires de l'artère, au point de gêner l'enregistrement sphygmographique de l'alternance. S'il en est bien ainsi, on devra tenir compte de cette cause d'erreur et l'éliminer en variant les procédés d'enregistrement du pouls alternant.

Quoi qu'il en soit, nous devons distinguer les modifications de l'alternance : 1° suivant le sens des variations de la pression ; 2° suivant l'importance de ces variations ; 3° suivant leur cause ; enfin 4 nous étudierons l'interprétation des modifications de l'alternance.

a) *Modifications de l'alternance, suivant le sens des variations de la pression.* — On peut certainement noter une augmentation ou une apparition de l'alternance, aussi bien lorsque les variations de la tension se font vers une baisse de la pression que lorsqu'elles se font dans le sens d'une hausse. Mais inversement, l'alternance disparaît parfois avec une baisse ou une hausse de la tension systolique. Le sens seul des variations de pression n'a donc qu'une importance relative dans les modifications de l'alternance.

b) *Modifications de l'alternance suivant* l'*importance des variations de la pression.* — Il ne semble pas qu'il y ait un rapport bien net entre l'intensité de l'alternance, et l'importance des variations de la pression. A vrai dire, ces variations ne sont pas assez fortes pour qu'on puisse observer vraiment une différence nette dans l'intensité de l'alternance, suivant la grandeur des variations de la tension. En règle générale, qu'il y ait ou non variation de la pression systolique, l'intensité de l'alternance semble surtout dépendre de l'écart des tensions systolique et diastolique. Enfin, on peut souvent noter d'assez fortes variations de pression, sans apparition, sans changement, de l'alternance. L'importance des variations de la pression n'est donc aussi qu'un facteur assez secondaire.

c) *Modifications de l'alternance suivant la cause des variations de la pression.* — C'est là, croyons-nous, le facteur le plus important pour les modifications de l'alternance.

On ne saurait, en effet, comparer entre elles toutes les variations de tension. Les unes sont dues à l'état même du cœur, tandis que les autres sont d'ordre périphérique et surtout rénal. Pour citer un exemple, deux hypertendus à 200 millimètres qui tombent à 175-180 millimètres peuvent être très différents. Chez le premier, il peut s'agir d'une diminution de l'obstacle rénal, il y a donc amélioration de l'état fonctionnel, diminution de l'effort demandé au cœur; chez le deuxième au contraire, s'il s'agit d'insuffisance ventriculaire, il y a aggravation de l'état général et déroute cardiaque.

Deux cas sont à considérer, suivant qu'il y a baisse ou hausse de la tension.

α. *Dans le cas de baisse de la tension*, l'alternance apparaît ou augmente si la variation de la tension est de cause cardiaque ; elle diminue au contraire ou même disparaît s'il s'agit d'une baisse de tension par amélioration de la lésion initiale périphérique. C'est pour cette raison que nous nous sommes demandé avec notre maître, le Dr Gallavardin, si ce n'était pas par le mécanisme de l'alternance que se produisent les baisses de tension dans l'insuffisance ventriculaire gauche.

β. *Dans les cas de hausse de la tension*, l'alternance peut apparaître ou augmenter, quelle que soit la cause de cette variation de pression. On la verra disparaître, ou tout au moins diminuer, si, par amélioration de son état anatomique, le cœur peut donner avec moins de peine l'effort qui lui est demandé.

d) *Interprétation des modifications de l'alternance suivant les variations de la pression.* — Il nous semble donc que l'alternance indique surtout l'effort du muscle cardiaque défaillant pour se mettre à la hauteur de sa tâche ou tout au moins pour ne pas trop déchoir. Lorsqu'il n'a plus à donner un effort disproportionné à ses moyens, l'alternance peut disparaître. Mais on peut aussi assister à sa disparition si le myocarde est définitivement vaincu et ne peut plus lutter ; c'est ce qui explique que l'alternance disparaisse lorsque la tension est particulièrement basse, par exemple dans les derniers jours qui précèdent la mort, ainsi que nombre d'auteurs l'ont signalé.

Mais les relations de l'alternance et de la tension artérielle sont, en réalité, très difficiles à préciser, car trop de facteurs interviennent qu'il est impossible d'apprécier. On ne peut donner que des règles générales, qui n'ont aucune valeur absolue.

§ 5. — Influence de la Respiration sur l'Alternance

Nous devons étudier les variations de l'alternance : 1° dans la respiration normale ; 2° dans les troubles respiratoires.

A. — Rapports de l'alternance et de la respiration normale

Les diverses phases de la respiration, surtout lorsque les mouvements respiratoires sont de forte amplitude, peuvent influencer l'alternance. Mais, il est assez rare de pouvoir noter cette influence. C'est qu'il ne s'agit pas ici de cette pseudo-influence de la respiration qui par l'intermédiaire de la pression thoracique fait apparaître un pouls pseudo-alternant ou brouille une alternance vraie en changeant plus ou moins régulièrement le niveau du pied des ondes alternantes (cf. p. 57). C'est d'une influence respiratoire s'exerçant sur l'intensité du trouble alternant proprement dit que nous voulons ici parler.

Galli (78), note une forte augmentation de l'alternance du pouls et du cardiogramme après une profonde inspiration, tandis que l'alternance disparaît presque après l'expiration (fig. 62). Lewis (112), dans

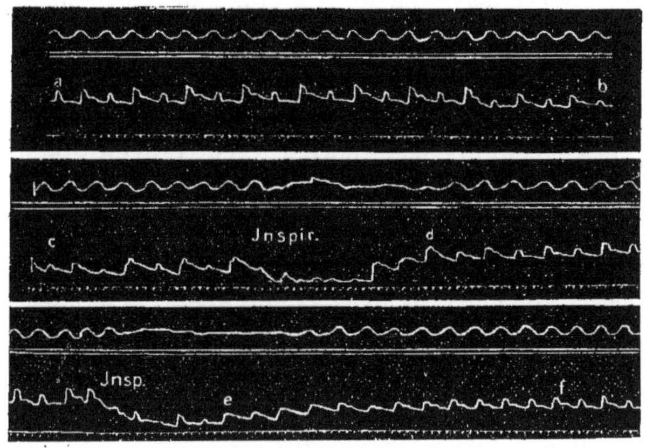

Fig. 62. — *Influence de la respiration sur l'alternance radiale* (Tracé n° 5 de Galli).

un cas de tachycardie aux environs de 200 battements à la minute, voit aussi une augmentation de l'alternance pendant l'inspiration, les pulsations faibles étant même alors à peine marquées.

Il semble donc que l'*inspiration augmente l'alternance, tandis que l'expiration la diminue.* Mais comme l'inspiration amène aussi une légère accélération du rythme et l'expiration un certain ralentissement, il est difficile de se rendre compte de l'importance de ces variations du rythme qui sont peut-être bien seules en cause.

B. — RAPPORTS DE L'ALTERNANCE ET DES TROUBLES RESPIRATOIRES

Davenport-Windle (165) a étudié longuement les divers troubles respiratoires que l'on peut rencontrer chez les malades en alternance. Il semble même faire de l'alternance la cause principale de ces troubles respiratoires. Cette opinion nous paraît injustifiée, mais nous ne voulons pas aborder pour l'instant ce point particulier qui trouvera sa place dans le chapitre clinique. Nous n'étudierons ici que l'influence, sur l'alternance du pouls, des divers troubles respiratoires : dyspnée d'effort, polypnée, « respirations groupées », et phénomène de Cheyne-Stokes.

1° **L'alternance dans la dyspnée d'effort.** — Dans l'effort, l'influence de la dyspnée même sur l'alternance est impossible à distinguer ; elle est sans doute nulle ou peu importante. C'est surtout l'effort, et l'augmentation de la fréquence cardiaque qui ont une influence prédominante. Aussi, l'alternance du pouls est-elle toujours augmentée.

2° **L'alternance dans la polypnée.** — Il existe assez souvent chez certains cardiaques des accès *spontanés* de dyspnée avec polypnée, sans cause pulmonaire ou autre. Davenport-Windle a noté l'apparition de l'alternance ou tout au moins son augmentation, lorsque survenaient ces accès. Malheureusement il n'a pas fait la part de l'influence du rythme cardiaque qui est sans doute alors accéléré.

3° **L'alternance dans le trouble respiratoire à type de « respirations groupées ».** — Sous cette appellation, D. Windle a désigné une sorte de respiration rémittente, forme fruste du phénomène respiratoire de Cheyne-Stokes, consistant en une succession, tantôt brusque, tantôt progressive, de respirations profondes et de respirations superficielles, sans jamais de période d'apnée. Chez un malade présentant ce trouble, D. Windle a vu l'alternance du pouls n'exister que dans la phase des respirations superficielles, et disparaître avec les respirations profondes. Mais c'est que la fréquence du pouls, pendant ces respirations profondes, était de la moitié seulement du rythme cardiaque constaté pendant les respirations superficielles.

4° **L'alternance dans la respiration type Cheyne-Stokes.** — Le Cheyne-Stokes est souvent rencontré chez les malades en alternance, et l'on est quelque peu étonné de voir D. Windle noter soigneusement que seuls Mackenzie et Sansom ont, avant lui, signalé le Cheyne-Stokes au cours de l'alternance. Les variations de l'alternance suivant les diverses phases du Cheyne-Stokes sont faciles à prévoir, car elles suivent fidèlement les variations du rythme cardiaque. C'est donc dire que l'alternance sera surtout marquée pendant la phase inspiratoire et le début de la phase expiratoire. Elle diminuera ou pourra même disparaître pendant l'apnée.

Pourtant on trouve dans un article de Huber (101) un tracé de pouls artériel au cours d'un accès de Cheyne-

Stokes, où l'alternance semble disparaître pendant le stade d'hyperpnée. Cette disparition de l'alternance n'est en réalité due qu'à la diminution anormale de la fréquence du rythme, qui, contrairement à la règle, tombe à la moitié du rythme constaté pendant l'apnée (50-60 pulsations au lieu de 120). Cette exception n'est peut-être qu'apparente : Gallavardin[1], en effet, étudiant un cas de bradycardie hyperpnéique pendant un Cheyne-Stokes, a interprété cette bradycardie comme une pseudo-bradycardie par bigéminisme. Nous serions d'autant plus tenté d'appliquer cette interprétation au cas de Huber, que l'alternance dans ce cas n'est pas démontrée, en l'absence de tout cardiogramme, et que d'autres tracés du même malade sont manifestement des tracés de pseudo-alternance par bigéminisme.

Rien ne nous autorise donc actuellement à admettre quelque exception à la règle avancée plus haut, à savoir que dans le Cheyne-Stokes l'hyperpnée augmente l'alternance, et l'apnée la diminue ou la fait même disparaître. Nous ferons toutefois, à ce sujet, deux petites remarques.

1° Dans l'observation (V), nous avons constaté une bradysphygmie hyperpnéique, que l'*auscultation semble* devoir faire interpréter comme une bradycardie vraie. Si le fait est exact, on pourrait donc observer une variation inverse de l'alternance, avec

[1] L. Gallavardin, Rythme cardiaque et Cheyne-Stokes ; pseudo-bradycardie hyperpnéique par rythme couplé (*Arch. des Maladies du cœur*, avril 1911).

diminution pendant l'apnée. Mais en l'absence de tout électrocardiogramme ou de phlébogramme, nous nous garderons bien de rien affirmer.

2° Il est *théoriquement admissible* que dans un cas d'alternance vraie suffisamment marquée, avec Cheyne-Stokes, on puisse observer pendant l'hyperpnée une pseudo-bradycardie due à la disparition de la petite onde artérielle par exagération de l'alternance. On pourrait, en pareil cas, commettre l'erreur de croire à une diminution de l'alternance, alors que cette dernière est, au contraire, fortement augmentée. Mais c'est là une simple supposition, et nous n'en connaissons aucun exemple.

§ 6. — Influence de l'Effort sur l'Alternance

Depuis longtemps déjà les cliniciens ont remarqué que l'effort augmentait l'alternance. On a d'ailleurs souvent mis à profit cette remarque, pour mettre en évidence des alternances légères, difficilement enregistrables (Tabora, 147, etc.). Il faut ordinairement un effort suffisamment marqué pour produire une influence sur l'alternance : marche, course, montée d'une rampe d'escaliers. Parfois pourtant un simple effort musculaire, tel que la contraction du bras ou quelques mouvements de salutation du tronc (Tabora, 147), ou un effort de toux, suffisent.

L'action de l'effort sur l'alternance est la résultante de plusieurs influences, car il provoque de la polypnée, de l'accélération du rythme et parfois quelques extrasystoles. C'est l'influence du rythme qui est prédominante, et, en règle générale, l'augmentation de l'alternance est en raison directe de l'augmentation de la fréquence. Peut-être est-ce pour cela que nous n'avons pas toujours pu remarquer une influence aussi grande de l'effort qu'on ne le prétend. Certains cœurs, en effet, ordinairement tachycardiques aux environs de 120, s'accélèrent assez peu à la suite de l'effort. Toutefois, chez un de nos malades, l'alternance, sensible à la palpation bimanuelle, ne devenait enregistrable qu'après un effort assez grand, bien que la fréquence fût sensiblement restée la même (aux environs de 130).

§ 7. — Influences indéterminées

On voit que nous sommes loin de l'alternance *continue*. Le caractère de la continuité de l'alternance ne saurait évidemment conserver l'importance qu'on croyait devoir lui attribuer autrefois. Mais il est assez difficile de démêler, en clinique, à quelles influences sont dues les variations de l'alternance que l'on peut parfois constater, si l'on excepte les variations qui sont dues à l'extrasystole et à la fréquence du rythme. Il est probable que ces influences sont complexes. D. Windle pense surtout à des influences respiratoires; nous croirions plutôt à des influences nerveuses, ou même à des variations dans l'état fonctionnel du myocarde. Il se pourrait que l'irrigation vasculaire du muscle ne soit pas toujours assurée de façon constante et parfaite, mais soit soumise à des variations rappelant celles que l'on observe dans la claudication intermittente des membres inférieurs.

Quoi qu'il en soit, on ne peut douter de l'existence de ces variations de l'alternance. Mackenzie, Lewis, D. Windle, Esmein, etc., en ont cité quelques exemples, et ont insisté sur ce point. C'est peut-être pour cela que chez le même malade une extrasystole donne une alternance postextrasystolique, tandis qu'une autre extrasystole, de même nature, donnera un pouls régulier (Danielopolu 58, D. Windle). Expérimentalement d'ailleurs Cushny (5) a observé des disparitions de l'alternance « pour quelques instants, sans aucune cause nette, sans changement de rythme notamment ». Pour notre part, nous avons assez fréquemment vu de ces variations, sans cause nette, de l'alternance, non seulement à quelques heures d'intervalle, mais sur un même tracé sphygmographique (fig. 63). Toutes les conditions circulatoires, et naturellement les conditions d'application de l'appareil restaient pourtant inchangées.

En pareil cas, l'alternance apparaît ou disparaît toujours progressivement, comme l'a fait remarquer Cushny et comme on peut le voir sur notre tracé. Lewis (113), au contraire, a prétendu que l'alternance débutait brusquement par une petite pulsation, rarement par une forte pulsation. Il est malheureusement impossible de discuter ses tracés, qui n'ont même pas de repère de temps, mais nous croirions plutôt à une alternance postextrasystolique (fig. 64). L'apparition progressive de l'alternance, lorsqu'il ne survient

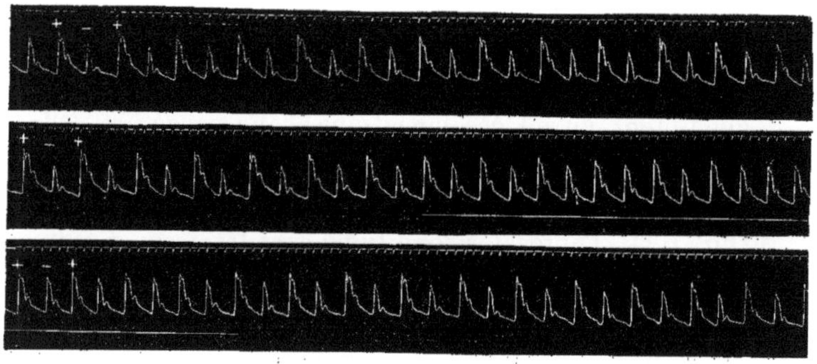

Fig. 63. — *Variations de l'alternance de cause indéterminée.* — Ces trois tracés se font directement suite et n'ont été divisés que pour les besoins de l'impression. En les parcourant, on ne peut ne pas être frappé par la variation de l'amplitude de l'alternance qui arrive à disparaître même, pendant trois ou quatre couples, au niveau de la partie soulignée. Il s'agit là d'une variation absolument spontanée (sans coexistence d'une variation de la fréquence) que l'on appréciait déjà à la palpation radiale (Tracé obs. 2807 du 17 décembre 1913).

pas de trouble brusque (extrasystole, tachycardie, etc.), qui puisse l'influencer, doit être admise comme une règle générale, à laquelle nous ne connaissons aucune exception qui soit démontrée.

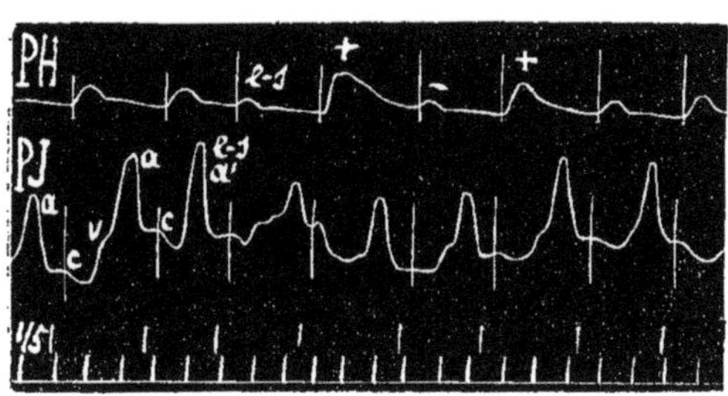

Fig. 64. — *Apparence de rénovation spontanée de l'alternance.* — Il s'agit, en réalité, d'une alternance succédant à une extrasystole auriculaire *(es a,')* très marquée sur le pouls veineux. Mais par suite de l'absence de repos compensateur (qui est la règle absolue dans toutes les extrasystoles auriculaires), on a, au niveau du pouls artériel, l'apparence d'une pulsation faible inaugurant une série alternante, plutôt que d'une extrasystole véritable (Tracé Casp...).

DEUXIÈME PARTIE

ÉTUDE PATHOGÉNIQUE

Dans des travaux, dont quelques-uns sont pourtant récents, certains auteurs se sont limités à l'étude du pouls alternant et lui ont attribué une *pathogénie mécanique*. D'après eux, le pouls alternant serait avant tout un trouble de la circulation sanguine dont la cause première varie suivant les auteurs. Cette opinion, qui ne pourrait être admise à la rigueur que pour des cas très particuliers, est manifestement erronée. De l'avis unanime, l'alternance du pouls est directement due à une alternance cardiaque.

Le problème ne devient difficile que lorsqu'il s'agit d'expliquer cette alternance cardiaque. On peut tout d'abord se demander s'il s'agit d'un phénomène nerveux, ou d'un phénomène musculaire. En d'autres termes, la faible contraction du couple alternant est-elle due à une influence nerveuse qui empêche le cœur de donner des contractions d'égale force, ou est-elle due à un trouble du myocarde, qui ne trouve pas en lui-même la force nécessaire pour produire une deuxième contraction aussi puissante que la première?

Sur ce point également, les auteurs se sont facilement mis d'accord. Ce n'est pas le *système nerveux* qui est en cause, mais bien le *muscle même*. Le désaccord ne survient que lorsqu'il s'agit d'expliquer la nature du trouble myocardique.

On comprend donc que seules les *pathogénies myocardiques* de l'alternance soient vraiment intéressantes. Aussi les étudierons-nous dans un chapitre particulier, après avoir rapidement exposé les pathogénies qui font de l'alternance un phénomène *circulatoire* ou *nerveux*, en les réunissant dans un même chapitre, sous le titre de *théories diverses*.

CHAPITRE PREMIER

THEORIES DIVERSES

Le peu d'importance de ces théories, dont l'intérêt est surtout historique, justifie leur réunion, peut-être un peu artificielle, dans un même chapitre. Nous allons successivement étudier les *théories circulatoires* et les *théories nerveuses* du pouls alternant.

§ 1. — Théories circulatoires

Ces théories ont, pour la plupart, été émises à l'occasion d'observations dont les détails obligeaient les auteurs à fournir une explication différente pour chacune d'elles. Une seule de ces théories admet un *trouble de la circulation sanguine artérielle* (Schreiber). Toutes les autres admettent un *trouble de la circulation intracardiaque*, dont la cause première est un *trouble mécanique* dans l'une, un *trouble mixte à la fois mécanique et myocardique* dans une autre, un *trouble de conduction* dans une troisième, ou enfin dans une dernière théorie une *hémisystolie*.

A. — POULS ALTERNANT PAR TROUBLE DE LA CIRCULATION ARTÉRIELLE

Schreiber (143) a émis cette hypothèse, pour expliquer un cas d'alternance chez un malade porteur d'un anévrysme aortique. D'après cet auteur, la petite onde radiale serait due à ce que le sang est alors surtout dirigé dans la poche anévrysmale, tandis qu'au moment de la grande pulsation, le sang passerait directement dans le système artériel périphérique.

Une pareille explication se passe de tout commentaire. Il est d'ailleurs à noter que le pouls alternant présenté par le malade de Schreiber n'était qu'un pseudo-pouls alternant dû à un rythme bigéminé.

B. — POULS ALTERNANT PAR TROUBLE DE LA CIRCULATION INTRACARDIAQUE

Les diverses théories qui ont fait du pouls alternant un trouble de la circulation intracardiaque sont profondément différentes les unes des autres. La cause première du trouble de la circulation cardiaque, comme nous l'avons indiqué déjà, est en effet de nature absolument distincte suivant la théorie considérée.

1° **Le trouble de la circulation intracardiaque est dû à un obstacle mécanique.** — Voulant expliquer la transformation d'un pouls bigéminé en pouls alternant chez un de ses malades, Schreiber a émis l'hypothèse qu'une lésion mitrale double pouvait, par un ralentissement du courant sanguin à travers l'orifice mitral, par un remplissage plus ou moins complet du ventricule, amener la production d'un pouls alternant. Nous n'insisterons pas sur les longs développements de Schreiber, car il s'agit encore d'une observation de pouls pseudo-alternant.

2° **Le trouble de la circulation intracardiaque est dû à un phénomène mécanique, secondaire lui-même à un trouble musculaire proprement dit.** — Ce mécanisme a été invoqué par Galli, pour expliquer un cas de pouls alternant, où par instants le choc de la pointe ne présentait aucune alternance, mais où l'auscultation montrait une alternance d'un souffle d'insuffisance mitrale en *discordance* avec l'alternance du pouls. Ne croyant pouvoir admettre un ventricule alternant en l'absence d'alternance du choc de la pointe, Galli attribuait la faiblesse de la petite onde artérielle à un plus fort reflux ventriculo-auriculaire, démontré par la présence de ce fort souffle mitral. Quant à la cause de cette insuffisance mitrale alternante, c'est pour Galli une « asthénie alternante des muscles papillaires ».

Cette explication de Galli rapporte en définitive l'alternance du pouls à un trouble myocardique. Elle ne diffère guère de la grande théorie myocardique de Hering[1], si ce n'est qu'elle donne une importance pré-

[1] Galli (79) s'est élevé contre le terme d'*asystolie* appliqué à son observation. C'est que cet auteur avait fait une assez grossière erreur d'interprétation en confondant le sens du mot *asystolie*, d'après Hering (sens *étymologique du mot)*, avec le sens du mot *français* : « *asystolie* » désignant l'insuffisance cardiaque grave.

dominante aux muscles papillaires dans la production du pouls alternant, tandis que Hering, comme nous le verrons plus loin, rapporte plutôt l'alternance du pouls à l'alternance des muscles de la base du cœur. Elle est d'ailleurs absolument admissible dans le cas particulier. On peut, toutefois[1], avec Hering, faire remarquer que l'insuffisance mitrale alternante peut très bien être due à une alternance des anneaux musculaires auriculo-ventriculaires, car l'absence d'alternance du choc de la pointe ne saurait faire préjuger de l'état des muscles de la base du cœur. Dès lors, le rôle de l'insuffisance mitrale dans la production du pouls alternant ne pourrait bien être que secondaire et passer au second plan. Aussi aurait-il été intéressant à ce point de vue de voir si les variations du pouls alternant suivaient parallèlement celles du souffle, (Hering, 92).

En tout cas, la théorie de Galli ne saurait être généralisée de l'aveu même de son auteur. En fait,

[1] Vaquez a fait à cette théorie une autre objection : le pouls alternant existe dans le cœur de grenouille, bien qu'il n'ait pas de muscles papillaires. Mais Galli n'a jamais nié que le pouls alternant ne soit souvent dû à un trouble du muscle ventriculaire même. Cette objection de Vaquez a été, en réalité, formulée par Hering (92), non pas contre la théorie de Galli, mais contre une phrase particulière de cet auteur. Galli (79) a, en effet, voulu donner au système papillaire une sorte d'autonomie en se basant sur les travaux de Nicolai qui distingue nettement dans l'électrocardiogramme la courbe électrique du système papillaire. C'est à ce propos que Hering (92) a fait remarquer que « nous ne savons rien du tracé électrique du système papillaire », puisque l'électrocardiogramme du cœur de grenouille, qui ne possède pourtant pas de muscles papillaires, est identique à celui des mammifères.

l'insuffisance mitrale alternante est assez rare dans l'alternance et lorsqu'elle existe, elle est ordinairement de même sens que le pouls alternant.

3° **Le trouble de la circulation intracardiaque est dû à un trouble de conduction.** — C'est l'hypothèse qu'a proposée récemment Griffith (82), pour expliquer un pouls alternant intermittent dans un cas de block total. Dans son observation, en effet, la faible pulsation correspond toujours à une contraction ventriculaire qui se fait en même temps que celle de l'oreillette ; le ventricule ne serait donc pas aussi rempli que normalement, ce qui expliquerait, d'après Griffith, la faiblesse de la pulsation. La forte pulsation au contraire correspond à une contraction ventriculaire qui survient à peu près à intervalle normal après la contraction de l'oreillette. L'alternance du pouls serait donc due à un défaut de remplissage du ventricule, par suite de la contraction trop tardive de l'oreillette. Selon l'expression de l'auteur, l'oreillette « fait plus pécher le ventricule qu'il ne pèche lui-même, » et, par suite, le pronostic de pareil pouls alternant n'aurait rien de grave.

Cette conception ne pourraît être évidemment généralisée et étendue à tous les cas d'alternance. Elle nous paraît même fort suspecte pour le cas particulier. Griffith déclare bien, en effet, n'avoir vu s'établir l'alternance chez son malade que lorsque la deuxième contraction ventriculaire coïncidait avec la troisième contraction auriculaire (block total à rythme régulier 3/2); mais il doit avouer que cette condition existait parfois sans qu'il y eût de pouls alternant. Ce serait donc plutôt un cas d'alternance inconstante, coexistant avec un block total, d'autant plus qu'il existe un retard particulièrement marqué de la faible pulsation, que l'auteur même ne s'explique pas bien.

4° **Le trouble de la circulation intracardiaque consiste en une hémisystolie.** — La théorie de l'hémisystolie de Langendorff et Lehmann, de Kuliabko, n'est plus admise à l'heure actuelle. Hering a démontré qu'elle était incompatible avec la disposition anatomique des faisceaux musculaires du cœur et a expliqué le défaut des expériences de ces auteurs. On pourrait toutefois concevoir une hémisystolie qui serait due à un trouble alternant extrême du ventricule gauche allant jusqu'à l'asystolie de toutes les fibres de ce ventricule. Elle rentrerait dans le cadre de la théorie de Hering (voir plus loin). C'est l'*hémi-alternance* de Hering (17). Mais la preuve expérimentale de cette hypothèse n'a pas encore été donnée.

§ 2. — Théories nerveuses

Schreiber (143) a admis que le pouls alternant puisse provenir d'une alternance du cœur même, mais il a rapporté l'alternance cardiaque à une cause nerveuse. Il s'appuyait pour cela sur l'étiologie des affections où l'on avait pu constater un pouls alternant (infection, diphtérie, etc.) et où il est banal de rencontrer des accidents nerveux.

Les auteurs qui ont écrit sur l'alternance n'ont

jamais admis une origine nerveuse. Ils n'en ont tous signalé l'hypothèse que pour la rejeter immédiatement et presque sans discussion. Les objections sont d'ailleurs faciles : 1° on s'explique mal une influence nerveuse revenant périodiquement et régulièrement toutes les deux contractions, pour affaiblir l'une d'elles; 2° l'alternance présente parfois une constance remarquable (plusieurs jours), qui cadre mal avec une influence nerveuse (Wenchebach) ; 3° les expériences où l'on a pu provoquer l'alternance dans des lambeaux myocardiques isolés permettent de rejeter complètement une origine nerveuse ; 4° enfin, d'après la loi du « tout ou rien », la contraction du cœur est toujours maximum, quelle que soit la force de l'excitation ; on ne saurait donc invoquer pour expliquer l'alternance une valeur alternante de l'intensité des excitations.

CHAPITRE II

THÉORIES MYOCARDIQUES

L'origine myocardique de l'alternance est tellement évidente qu'elle n'a jamais été mise en doute par les physiologistes. Ce n'est que sur la nature du trouble myocardique que les avis diffèrent. Deux théories ont été émises à ce sujet. Avant de nous décider en faveur de l'une d'elles, nous allons en faire une étude aussi complète que possible[1].

[1] Il nous paraît utile de rappeler rapidement ici les propriétés classiques du muscle cardiaque, car leur connaissance est indispensable pour la compréhension des diverses théories pathogéniques... La fibre cardiaque possède trois propriétés essentielles : *l'excitabilité*, la *contractilité*, la *conductibilité*.

1° *L'excitabilité* ou *irritabilité* est la propriété de la fibre cardiaque d'être impressionnée par l'*excitation* ou *stimulus*. Le *degré de cette excitabilité* varie suivant *l'intensité minimum* que doit posséder *l'excitation* pour être capable d'impressionner la fibre. C'est ce qu'on appelle le *seuil de l'excitabilité*. L'excitabilité est d'autant plus forte que le seuil est plus bas; à l'état normal elle possède une valeur assez fixe.

2° La *contractilité* permet à la fibre de réagir à toute excitation dépassant le seuil de l'excitabilité. Elle présente quelques caractères particuliers au muscle cardiaque : *a)* elle est *indépendante de la force de l'excitation*, au contraire de ce qui se passe dans le muscle strié ordinaire. La contraction de la fibre cardiaque est donc toujours *maximum*. C'est la loi de Bowditch ou loi du *tout ou rien*. Corollai-

Notre étude pathogénique comprendra donc trois points : 1° dans un premier point nous exposerons rapidement chacune des deux théories ; 2° dans un deuxième point nous en ferons la critique ; 3° en conclusion nous verrons enfin comment l'on doit concevoir l'alternance cardiaque.

ARTICLE PREMIER

EXPOSÉ DES THÉORIES PATHOGÉNIQUES

Toute théorie pathogénique de l'alternance doit résoudre deux problèmes : 1° expliquer la faible contraction du pouls alternant ; 2° expliquer la reproduction périodique de cette faible contraction.

Ces deux problèmes ont été différemment résolus par chacune des deux pathogénies de l'alternance. La première, qui doit sa formule à Wenchebach, fait de l'alternance une *hyposystolie totale alternante*. La deuxième, surtout défendue par Hering, met l'alter-

rement, la contractilité dépend du temps de repos de la fibre cardiaque, sans qu'il existe une relation rigoureusement proportionnelle ; *b)* le muscle cardiaque ne réagit pas à toute excitation, malgré que l'intensité de cette excitation dépasse le seuil de son excitabilité. Il existe, en effet, après la systole de la fibre, un moment où toute excitation laisse indifférente la fibre myocardique. Ce moment a été appelé *phase réfractaire* et cette loi physiologique porte le nom de *loi de l'inexcitabilité périodique du cœur* (Marey).

3° La *conductibilité* dont est doué le myocarde permet à l'onde de contraction de se transmettre aux diverses régions du cœur. Elle est distincte de la *conductibilité spécifique du faisceau auriculo-ventriculaire*...

nance sur le compte d'une *asystolie partielle périodiquement alternante*. Mais cette dernière, sous un titre différent, n'est pas autre chose, comme nous le verrons plus bas, que la théorie émise en 1882, par Gaskell, qui faisait de l'alternance un trouble de la phase réfractaire ou « de la récupération ». Elle mérite donc de porter le nom de théorie de Gaskell–Hering.

Nous allons successivement rappeler la formule de ces deux théories.

§ 1. — Théorie de l'hyposystolie totale alternante

Cette théorie de Wenchebach donne des deux problèmes qu'elle doit résoudre une solution facile dont la simplicité n'a pas manqué de servir à sa diffusion.

Pour Wenchebach, l'onde faible du pouls alternant est due à une contraction faible du cœur, tandis que l'onde forte est due à une contraction forte. La différence de force des deux contractions, ne pouvant s'expliquer par une intensité différente des excitations d'après la loi du « tout ou rien », est certainement due à une diminution de la puissance contractile du myocarde, c'est-à-dire à une hyposystolie. Pour Wenchebach, cette hyposystolie porte d'ailleurs sur tous les éléments contractiles du cœur. Il s'agit donc d'une hyposystolie totale.

Reste à expliquer la reproduction toutes les deux contractions de cette hyposystolie. Dans un même cœur, la puissance développée par le muscle à chaque contraction ne peut évidemment dépendre que de la durée de son temps de repos. Comme, par définition, les contractions se reproduisent de façon rythmique dans l'alternance, il semble impossible d'expliquer cette hyposystolie. Mais Wenchebach a rappelé des expériences de F.-B. Hoffmann, d'après lesquelles, dans un cœur malade, *en hypodynamie*, la *systole* cardiaque serait *d'autant plus longue que la force déployée est plus grande*. Il en résulterait que, dans le cœur alternant, la systole de la forte contraction est plus longue que celle de la faible contraction. Inversement, la diastole de la forte contraction doit être plus courte que celle de la faible contraction puisque le début de chaque contraction survient à des intervalles réguliers. Il y aurait donc bien des temps de repos inégaux du cœur avant chacune des contractions.

Voici dès lors l'explication de Wenchebach : que l'on suppose que pour une raison quelconque, facile à concevoir en clinique (repos compensateur postextrasystolique par exemple), le cœur ait eu tout le temps nécessaire pour se bien reposer. Il donnera donc une contraction forte dont la systole sera assez longue. Pendant la courte diastole qui suit, le cœur ne pourra pas remonter sa contractilité au taux primitif. D'où deuxième contraction plus faible que la première. Mais la systole de cette contraction est plus courte que précédemment, tandis que sa diastole est plus longue. Aussi le cœur qui a plus de temps pour se récupérer va-t-il donner une troisième contraction plus forte que la deuxième (mais sans doute plus faible que la première, puisque le cœur a repris un rythme normal, et c'est ce que ne fait pas remarquer Wenchebach). La systole de cette troisième contraction est plus longue que celle de la deuxième, sa diastole est donc plus courte, d'où quatrième contraction plus faible... Le raisonnement se poursuit de même pour les contractions suivantes.

§ 2. — Théorie de l'asystolie partielle périodique alternante

La théorie de Hering est un peu plus complexe que celle de Wenchebach. Pour Hering comme pour Wenchebach, l'onde faible du pouls alternant est due à une contraction faible du cœur, et l'onde forte à une contraction forte. Mais pour Hering, la différence de force des deux contractions n'est pas due à une diminution de la puissance contractile de tous les éléments contractiles du cœur. D'après cet auteur, la faiblesse d'une des deux contractions du couple alternant est due à ce que certaines fibres cardiaques restent asystoliques, toutes les deux contractions. Leur effort manque donc à l'effort total du muscle, d'où diminution de sa puissance. Au lieu d'une *hyposystolie totale*, on a donc une *asystolie d'une partie des fibres cardiaques*.

Reste à expliquer la reproduction périodique de cette asystolie. L'explication est facile : les fibres en asystolie alternante sont des fibres dont *la phase réfractaire* a subi un allongement anormal et est arrivée à être plus longue que l'intervalle qui sépare deux excitations consécutives. Il en résulte que ces fibres, après avoir répondu par leur contraction à une première excitation, ne pourront pas le faire à l'excitation suivante, puisqu'elles sont encore en période réfractaire. Elles ne pourront de nouveau se contracter qu'à la troisième excitation.

Comme cet allongement de la phase réfractaire est sans doute lui-même dû à un ralentissement des processus histologiques de la fibre cardiaque, à un « ralentissement de sa récupération » suivant l'expression de Gaskell, on peut se représenter de la façon suivante ce qui se passe dans un myocarde sain dont on provoque l'alternance.

Dans une première période, la cause alternogène allonge la phase réfractaire des fibres myocardiques, en diminuant leur « vitesse de récupération », sans que la *longueur de la phase réfractaire arrive à égaler l'intervalle qui sépare deux excitations consécutives*. Toutes les fibres d'ailleurs ne sont pas aussi sévèrement touchées les unes que les autres, ce qui ne peut s'expliquer évidemment mais « n'est pas plus singulier, selon la remarque de Hering, que les différences fonctionnelles d'un tissu histologique ». Par suite de leur moindre vitesse de récupération, les fibres malades n'auront pas la puissance contractile qu'elles avaient, *pour le même temps de repos*, alors qu'elles étaient saines. Il y a donc une *hyposystolie* mais une *hyposystolie continue*, car chaque fibre, à chaque contraction, a le même pouvoir contractile.

L'état du cœur pendant cette période a été appelé par Hering : *prédisposition à l'alternance* (Alternanszustand[1]). On pourrait mieux lui donner le nom *d'alternance virtuelle.*

Dans une deuxième période, la cause alternogène, poursuivant et accentuant ses effets, va encore augmenter la période réfractaire des fibres cardiaques, si bien que les plus malades d'entre elles ont alors une phase réfractaire *dont la durée dépasse l'intervalle de deux excitations consécutives.* Il s'ensuit que ces fibres cardiaques ne peuvent réagir à la *première excitation qui suit leur contraction ;* elles ne réagiront qu'à la deuxième excitation suivante. Toutes les deux excitations, elles sont donc *en asystolie*, et *cette asystolie* se répète de *façon périodique alternante* tant que les conditions de récupération des fibres et les intervalles d'excitation ne subissent aucun changement.

En même temps d'ailleurs que les fibres les plus malades *tombent en alternance*, les autres fibres moins fortement touchées ont aussi vu s'accroître leur trouble. Leur phase réfractaire s'est donc allongée, de façon insuffisante toutefois pour arriver à provoquer une asystolie alternante. L'*hyposystolie continue* est donc plus forte que dans la première période. Mais on peut remarquer que dans une contraction cardiaque sur deux, le *lot des fibres en asystolie alternante* vient apporter une aide très active aux *fibres en*

[1] Hering a aussi donné à cette phase d'hyposystolie totale le nom « d'alternance latente ». Mais ce nom est impropre, l'alternance n'existant réellement pas, et permettrait des confusions avec l'alternance latente que l'on voit en clinique lorsqu'il existe une alternance faible, décelable par certains artifices seulement.

hyposystolie continue et se rend peut-être ainsi plus utile que s'il était resté en hyposystolie marquée. Cette deuxième période correspond à l'*alternance manifeste* de Hering.

Toute *accentuation du trouble alternogène :* 1° *augmentera le nombre de fibres, qui vont être en asystolie périodique* toutes les deux pulsations, et par conséquent augmentera l'*intensité de l'alternance* et 2° *accroîtra l'hyposystolie des fibres moins malades* qui continuent à réagir à toutes les excitations. Mais il est en outre fort probable qu'il retarde encore la vitesse de récupération des fibres qui sont déjà depuis longtemps en alternance, si bien que, leur phase réfractaire devenant de plus en plus longue, ces fibres ne se contracteront que toutes les trois excitations, puis toutes les quatre, etc. Trendelemburg aurait en effet vu une zone ventriculaire battre dans un rythme 1/2, tandis qu'une autre zone le faisait suivant un rythme 1/4.

Il est d'ailleurs évident que toutes les *fibres en alternance* ne sont pas *asystoliques au même moment*. En d'autres termes, à chaque contraction, il existe un certain nombre de fibres en asystolie. Leur nombre est simplement plus fort dans la faible contraction que dans la forte, leur répartition dans chacune d'elles dépendant du hasard de la contraction qui les a trouvées en asystolie pour la première fois. Nombre d'auteurs semblent oublier ce dernier point. Hering, lui-même, ainsi que Mines (33) le fait remarquer, n'avait pas précisé cette question dans ses premiers travaux...

Le schéma ci-contre, dû au Dr Gallavardin, résume assez bien la théorie de l'alternance par asystolie alternante de certaines fibres cardiaques.

Un dernier point a été bien mis en évidence par Hering, c'est *l'importance de la répartition des fibres alternantes dans le myocarde sur le débit ventriculaire.* Hering a fait, en effet, remarquer que si la pointe du cœur ou sa partie moyenne peuvent assez souvent, dans les expériences, présenter une alternance qui est en discordance avec l'alternance du pouls, les muscles de la base ont toujours, au contraire, une alternance concordante avec celle du pouls. Le même fait se voit dans les cardiogrammes où parfois choc de la pointe et pouls artériel sont discordants. Hering en conclut que les muscles de base avaient une importance prédominante dans le lancement de l'ondée sanguine dans le système artériel, etc.

Cette conclusion est absolument d'accord avec les recherches anatomiques et expérimentales d'Albrecht, Ludwig, Krehl, Braun, etc., d'après lesquelles l'expulsion du sang du ventricule dans l'aorte est due surtout à la contraction des muscles de la base du ventricule.

Il faut donc admettre que le nombre des fibres en asystolie alternante n'est pas le facteur le plus important pour la production du pouls alternant. Leur influence dépend surtout de leur situation. Une alternance de la pointe du cœur aura donc peu d'influence sur le pouls tandis qu'une alternance des muscles de la base amènera facilement une alternance du pouls.

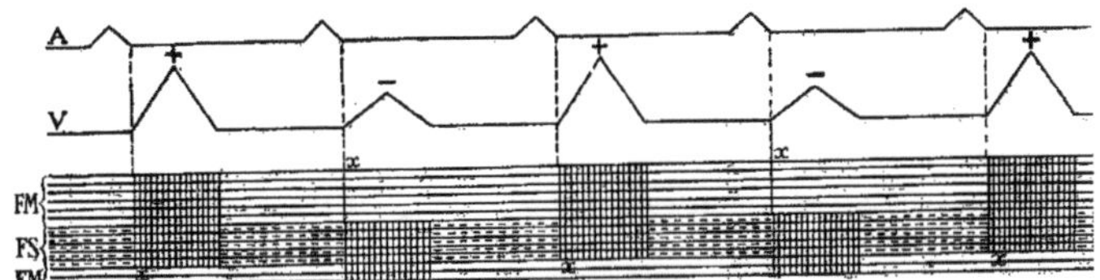

Fig 65. — *Figuration schématique de l'alternance ventriculaire par asystolies partielles.* — A, tracé des contractions auriculaires normales ; V, tracé des contractions ventriculaires alternantes, telles que les donne le pouls artériel. Le tracé inférieur représente non les couches myocardiques, mais divers lots de fibres musculaires constituant l'ensemble du myocarde ventriculaire : F S, fibres relativement saines, récupérant leur excitabilité périodique dans des conditions normales et se contractant à chaque excitation auriculaire ; F M, fibres malades, étant encore en période réfractaire au moment *(x)* où la première excitation auriculaire leur parvient et ne se contractant que toutes les deux contractions de l'oreillette.

On remarque que, même durant les contractions ventriculaires fortes, il y a des fibres qui ne se contractent pas et que c'est seulement à l'*inégale répartition des fibres malades dans deux systoles consécutives* qu'est due l'alternance du pouls.

Mais c'est à tort que certains auteurs, Vaquez, Spiess et Magnus-Alsleben, ont fait dire à Hering que le pouls alternant était dû à un trouble localisé de la base du cœur. Hering, comme l'a très bien reconnu Frédéricq (10), n'a jamais admis de zone spécialisée dont dépendrait exclusivement l'alternance du pouls. L'influence des diverses parties du cœur sur l'alternance du pouls est évidemment proportionnelle à leur importance dans la formation de l'ondée sanguine. C'est pour cela que les muscles de la base ont une influence prédominante dans la production du pouls alternant.

ARTICLE II

CRITIQUE DES THÉORIES

Deux points principaux distinguent ces pathogénies rivales : 1° la théorie de l'hyposystolie totale fait de l'alternance un *trouble massif du cœur*, atteignant de façon identique tous ses éléments, tandis que dans la théorie de l'asystolie partielle *une partie seulement des fibres sont en cause ;* 2° la théorie de Wenchebach et de Hering diffère enfin dans leurs *explications respectives* de la *reproduction périodique du phénomène.*

Nous allons donc examiner quelle est la théorie qui semble avoir raison sur chacun de ces points et nous verrons en terminant, dans une revue parallèle, comment chacune de ces théories explique plus ou moins facilement les divers caractères séméiologiques de l'alternance.

§ 1. — L'Alternance est-elle un trouble massif ou un trouble partiel du myocarde ?

La réponse ne saurait ici faire de doute. L'alternance est certainement un *phénomène partiel* du myocarde puisqu'en séméiologie nous avons vu que les diverses zones d'un même ventricule (pointe, partie moyenne, base) peuvent présenter une alternance dont le sens est absolument indépendant du sens de l'alternance des zones voisines. Nous allons néanmoins rappeler les arguments des deux parties.

A — Arguments en faveur de l'alternance, trouble massif du cœur

C'est la première idée qui vient à l'esprit que d'admettre que la grande onde artérielle du pouls alternant est due à une forte contraction du ventricule et la petite onde à la faible contraction sans rechercher si le problème n'est peut-être pas un peu plus complexe. Aussi Wenchebach et ses partisans n'eurent-ils même pas l'idée qu'il fût nécessaire de démontrer que l'alternance était un trouble massif du cœur. Ce n'est qu'après la publication des expériences de Hering que l'on essaya d'apporter des arguments en faveur de cette hypothèse. Ces arguments sont de deux sortes : les uns *cliniques*, les autres *expérimentaux*.

1° **Arguments cliniques**. — Ces arguments n'ont qu'une valeur minime :

a) D'après l'auscultation, Magnus - Alsleben a

voulu prouver que tout le myocarde était bien en cause dans le pouls alternant, puisque très souvent dans les observations il existe une alternance de l'intensité des bruits ou des souffles cardiaques de même sens que l'alternance du pouls.

b) Les cardiogrammes recueillis chez les malades montrent souvent une alternance de la pointe en concordance avec l'alternance du pouls et semblent ainsi témoigner en faveur d'un trouble général du cœur.

Mais il est facile de répondre à ces arguments, en rappelant les faits contraires que nous avons vus en séméiologie.

2° **Arguments expérimentaux.** — On a répondu aux expériences de Hering par des expériences contraires.

a) Ce sont, tout d'abord, *les expériences de Engelmann et de F.-B. Hoffmann* que citent les partisans de la théorie de Wenchebach, car ces deux physiologistes ne parlent jamais que de *contraction forte* ou de *contraction faible.*

Mais l'argument n'a pas de valeur en lui-même, d'autant plus que les expériences d'Engelmann et de Hoffmann n'avaient pas pour but l'étude de l'alternance ; ce n'est qu'incidemment que ces auteurs ont parlé de l'alternance et ils ne prenaient qu'une seule courbe de suspension du cœur.

b) Spiess et Magnus-Alsleben ont entrepris des expériences particulières à ce sujet. Ils ont notamment étudié l'alternance dans un cœur en block expérimental. Grâce au rythme lent du ventricule, ils ont pu examiner à loisir les contractions fortes et faibles de l'alternance. D'après ces auteurs, contractions fortes et contractions faibles ne différeraient que par leur force ; on ne saurait voir pendant la faible contraction de zones qui restent en asystolie.

La théorie de Hering n'a jamais prétendu que des zones entières du cœur restassent asystoliques, mais simplement que la force de chaque zone était indépendante de celle des zones voisines. Or, Spiess et Magnus-Alsleben eux-mêmes avouent qu'il leur « a paru parfois que le cœur, dans les petits battements, ne conduisait pas dans tous les sens et régulièrement les contractions minimes ».

c) Enfin, *Weekers (49)* et *H. Frédericq (10)*, étudiant l'alternance dans des lambeaux myocardiques minces et isolés, n'ont pu noter qu'une *différence de force* entre deux contractions consécutives. Ils n'ont jamais pu observer une « contraction alternative de deux groupes de fibres ».

Il est évident que plus l'on réduit la surface des lambeaux myocardiques, moins facilement l'on pourra démontrer que l'alternance n'est pas un phénomène général univoque du muscle. Cette expérience sera plus intéressante, lorsqu'il s'agira d'expliquer la reproduction régulière de l'alternance.

B. — ARGUMENTS EN FAVEUR DE L'ALTERNANCE, TROUBLE PARTIEL DU CŒUR

Nous trouvons ici des faits expérimentaux qui

ont été observés de façon très minutieuse, avec toute la rigueur scientifique désirable.

a) Chez *des animaux à sang froid* (grenouilles), Gaskell note, dès 1882, que souvent seule la pointe présente des contractions alternantes, tandis que les muscles présentent des contractions de force normale. Sur des pointes excisées de cœur de grenouille, Trendelemburg (48) voit des zones se contracter à toutes les excitations, alors que des zones voisines ne se contractent que toutes les deux excitations.

b) Chez *des animaux à sang chaud*, Engelmann et Knoll, d'après Hering (90), constatent des faits semblables. C'est surtout Hering (20) et (90) qui s'est attaché à démontrer que l'alternance d'une zone cardiaque était indépendante de l'alternance des zones voisines. Prenant en effet simultanément des courbes de suspension de l'oreillette et de trois ou quatre zones différentes des ventricules, Hering put ainsi montrer que dans le cœur alternant : 1° il est rare de voir l'oreillette présenter de l'alternance ; 2° chaque ventricule peut alterner dans le même sens ou en sens inverse ; 3° dans le même ventricule, telle zone alterne fortement, telle autre n'a qu'une faible alternance, telle autre enfin n'alterne pas ou alterne en sens inverse des premières; 4° l'alternance du pouls est toujours en concordance avec l'alternance de la base du cœur, mais est indifféremment en concordance ou en discordance avec les muscles de la pointe ou de la partie moyenne des ventricules.

Les expériences de Hering, avec leurs courbes de

suspension, sont de véritables documents, qu'il est difficile de réfuter. On a pourtant essayé d'y répondre soit en apportant des faits contraires, soit en contestant la valeur ou l'interprétation des expériences de Hering.

1° Les *faits contraires* que l'on a opposés aux expériences de Hering ne sont pas autre chose que les expériences de Spiess et Magnus-Alsleben ou de Weekers et Frédericq, que nous avons étudiées plus haut. Nous en avons déjà apprécié la valeur. Quelle que soit cette valeur, d'ailleurs, elles ne pourraient être considérées que comme des exceptions, car la valeur des expériences de Hering reste entière.

2° Spiess et Magnus-Alsleben ont *contesté la valeur de quelques expériences* de Hering avec *courbes cardiographiques*. Ces expériences n'avaient d'autre but, dans l'esprit de Hering, que de démontrer chez des animaux intacts les faits qu'il pouvait enregistrer sur des cœurs mis à nu. La valeur de ses expériences principales avec *courbes de suspension* n'est donc pas atteinte.

3° Lewis (114) a voulu *expliquer la discordance de l'alternance du pouls et de l'alternance de la pointe* par la *coexistence d'une alternance de l'oreillette*. Cette discordance n'empêcherait donc plus d'admettre que l'alternance du pouls soit due à une diminution de la puissance du ventricule tout entier. Cette explication de Lewis ne pouvait être acceptée dans les expériences de Hering, puisque les courbes de suspension de la base montrent une alternance en sens inverse de l'alternance de la pointe. Elle parait d'ailleurs fort contestable dans l'expérience même de Lewis, dont les tracés sont loin d'être très démonstratifs. Ce serait d'ailleurs donner une bien grande importance à l'influence de l'oreillette sur la force du pouls, d'autant plus qu'il s'agit dans cette expérience d'un rythme inverse.

C. — CONCLUSION

On doit donc admettre actuellement que l'alternance n'est pas un trouble *massif* du cœur, mais un trouble *partiel*. Les partisans de la théorie de Wenchebach semblent d'ailleurs en convenir eux-mêmes, puisque dans un plaidoyer récent en faveur de cette théorie, Frédericq (13) n'emploie pour la définir que le terme d'*hyposystolie totale ou partielle*. Ainsi modifiée, la théorie fait de l'alternance une hyposystolie *partielle*. Elle n'est plus alors en désaccord avec les faits. Mais il reste à expliquer la reproduction périodique de cette hyposystolie.

§ 2. — EXPLICATION DE L' « ALTERNANCE » DANS CHACUNE DE CES THÉORIES. — CRITIQUE

Sous sa formule modifiée d'hyposystolie partielle, comme sous sa formule primitive d'hyposystolie totale, la théorie de Wenchebach fournit la même pathogénie pour expliquer la reproduction périodiquement alternante de cette hyposystolie. Il n'y a donc pas lieu d'en faire une étude distincte. Nous allons la comparer à la pathogénie fournie par la théorie de Hering, en commençant notre étude par la critique de cette dernière:

A. — CRITIQUE DE LA PATHOGÉNIE DE GASKELL-HERING

Nous avons vu que, pour Gaskell et Hering, la faiblesse de la petite contraction est due à l'asystolie (sens étymologique du mot) d'un certain nombre de fibres, et que cette asystolie se reproduit périodiquement toutes les deux contractions, par suite de l'allongement de leur phase réfractaire, dont la durée arrive à dépasser l'intervalle de deux excitations.

Cette explication est très élégante. Elle est d'accord avec les lois physiologiques admises de la contraction cardiaque. Rien n'empêcherait donc de l'admettre, si certains faits ne semblaient pas lui être peu favorables. Les objections qu'on lui a faites sont d'ordre *anatomique, physiologique et électrocardiographique.*

1° Objection anatomique. — *On ne peut pas,* en effet, *constater l'asystolie des fibres.* Quelle que forte que soit l'alternance d'une zone cardiaque, on la voit toujours donner deux contractions dont l'une est forte, tandis que l'autre est faible. C'est sur ce point que les expériences de Weekers et de Fréderciq, que nous rappelions tout à l'heure, ont une grande importance. En effet, malgré la minime épaisseur des fragments myocardiques choisis par ces auteurs, et la forte alternance des contractions, aucun d'eux ne peut voir de fibres rester asystoliques. « Faudrait-il donc admettre, ajoute Fréderícq, que par un hasard curieux les parties asystoloques soient cachées au milieu du lambeau, ou que parties asystoliques et non asystoliques soient histologiquement très intimement tressées? Deux hypothèses qui sont peu d'accord avec les idées de Hering, pour qui l'alternance peut aller jusqu'à la disparition complète de la systole ».

C'est là le point faible de la théorie, mais nous ne voyons pas que l'hypothèse de « parties asystoliques et non asystoliques intimement tressées » soit si absurde que cela, d'après l'histologie même. Peut-être même l'alternance est-elle moins un trouble de la fibre, que de la fibrille. Ce que nous connaissons de l'anatomie normale et pathologique du cœur nous permet en effet d'admettre que, dans une même fibre, telle fibrille répond à toutes les excitations, tandis que telle autre ne réagit que toutes les deux excitations. Il semble d'ailleurs que certains auteurs aient pu voir l'asystolie de toute une zone. C'est ainsi que Aubert, cité par Gaskell, aurait vu que sous l'action directe d'un coup, une aire limitée du myocarde ventriculaire peut rester quiescente tandis que le reste du muscle se contracte. Trendelemburg, Gaskell, disent avoir vu « la pointe se contracter toutes les excitations alors que la base ne se contractait que toutes les deux excitations ». Ce sont là des documents un peu vagues. Hering avoue qu'il n'a jamais pu voir l'asystolie ; ce n'est que « par le raisonnement qu'il est conduit à l'admettre».

Toutefois Mines (33) a récemment répondu à l'objection de Frédericq par l'expérience suivante: il découpe une lanière musculaire dans la paroi d'un ventricule, et la dispose sur des bornes de façon à former un triangle. Il excite alors le myocarde au niveau du sommet du triangle, jusqu'à ce que les deux côtés soient en forte alternance et ne se contractent qu'une fois pour deux excitations reçues. Par une excitation localisée à l'un des côtés, le rythme alternant change pour ce côté, tandis que l'autre côté continue à alterner suivant le rythme primitif. Il s'ensuit qu'en reprenant la succession des excitations au niveau du sommet du triangle, chaque excitation ne fait contracter qu'un des deux côtés, tandis que l'autre reste en repos. On démontrerait ainsi que l'alternance est bien une asystolie partielle.

2° **Objections physiologiques**. — Trois objections physiologiques ont été faites à la théorie de Hering.

a) Une première objection a été faite par *Spiess* et *Magnus-Alslebeen*, qui semblent admettre que l'hyposystolie alternante pourrait être due à une influence nerveuse. Ils se sont en effet élevés contre l'application trop stricte, en pathologie, de la loi du « tout ou rien » et ont fait remarquer que, dans l'arythmie complète, la hauteur des ondes artérielles n'est pas proportionnelle au repos qui les précède. Mais cette objection s'oppose tout aussi bien à la théorie de Wenchebach qu'à la théorie de Hering, bien que les auteurs soient des partisans de la théorie de l'hyposystolie totale. Nous avons déjà vu que l'alternance ne saurait être d'origine nerveuse, aussi n'insisterons-nous pas sur cette objection.

b) *Frédericq* a opposé à la théorie de l'alternance, trouble de la phase réfractaire, une observation qu'il a pu faire dans un ventricule isolé de poulpe.

Il aurait, en effet, pu provoquer l'alternance de ce ventricule, sous certaines conditions défectueuses de nutrition « bien qu'il ne soit pas possible de constater l'existence d'une véritable période réfractaire sur le cœur des céphalopodes ». Il est assez difficile d'apprécier la valeur de cette expérience, car il serait intéressant de connaître les conditions de l'expérience. Comme le fait remarquer Fréderieq lui-même, « il est d'ailleurs toujours dangereux de conclure des animaux inférieurs aux mammifères et à l'homme ».

c) Une dernière objection a été faite par *Fréderieq*. C'est que l'alternance peut persister malgré l'allongement progressif de l'intervalle d'excitation. D'après cet auteur, l'alternance persisterait même alors que deux excitations consécutives sont plus éloignées que ne l'étaient auparavant deux contractions fortes. On ne saurait donc, en pareil cas, prétendre que la période réfractaire de toutes les fibres cardiaques ne puisse être terminée. Mines (33) a expliqué ce fait paradoxal en faisant remarquer que la phase réfractaire des fibres myocardiques n'a pas une valeur constante quelle que soit la fréquence du rythme. Tandis qu'en effet elle garde sensiblement la même valeur lorsqu'arrive un changement brusque de la fréquence, elle augmente au contraire à mesure que se ralentit le rythme, si le ralentissement est progressif comme dans l'expérience de Fréderieq. Mais ce dernier auteur (Frédéricq 13) a refusé l'explication de Mines en faisant remarquer que la durée des plus longues périodes réfractaires qu'on puisse constater n'atteint pas la valeur d'une seconde, alors que dans son expérience les excitations peuvent être distantes de plus de trente secondes, sans que l'alternance disparaisse.

Nous ne connaissons aucun autre auteur qui ait jamais pu provoquer de l'alternance malgré une aussi faible fréquence du rythme des excitations. Dans tous les travaux des divers auteurs et dans ceux de Fréderícq même, on voit au contraire que l'alternance diminue parallèlement à la fréquence. Elle arrive ordinairement à disparaitre dès que la fréquence tombe aux environs de 50 pulsations à la minute, et l'on connait la rareté de l'alternance dans un ventricule en automatisme. En tout cas, nous voyons assez mal comment la pathogénie de Wenchebach pourrait expliquer cette observation.

3° **Objections électrographiques.** — Nous avons vu qu'assez souvent l'électrocardiogramme du cœur alternant ne montre pas la moindre différence de forme ou de hauteur entre deux contractions consécutives.

a) Lewis (113) et (115) s'est servi de ce fait pour combattre la théorie de Hering. Interprétant, en effet, l'asystolie partielle comme un trouble de conduction, il fait du cœur alternant, d'après la conception de Hering, un « heart-block localisé ». Il s'étonne dès lors de trouver un complexe normal dans la petite contraction.

C'est qu'en réalité il n'y a que les troubles de la conduction spécifique du faisceau de Hiss pour donner un complexe anormal. Or, dans l'alternance, il ne s'agit pas d'un block même localisé. On peut à la rigueur, considérer l'alternance comme un trouble de conduction, ainsi que nous le verrons plus bas. Mais ce n'est pas la conduction spécifique du faisceau auriculo-ventriculaire qui est ici en jeu, c'est la conduction du muscle cardiaque proprement dit. L'objection de Lewis repose donc sur une mauvaise interprétation du sens des mots.

b) On peut faire un reproche grave à la théorie de Hering en se basant sur ce même fait. En effet, les expériences de certains auteurs, de Rotberger et Winterberg (44) notamment, ont montré qu'on changeait l'aspect de l'électrocardiogramme en provoquant une hyposystolie localisée au ventricule gauche au moyen de l'excitation du sympathique droit après sa section. Ce serait, d'après Rotberger, la différence de potentiel entre les deux ventricules qui provoque la modification de la courbe électrique ; les ondes resteraient au contraire inchangées si l'hyposystolie était générale. Il semble donc que dans l'alternance on devrait constater des modifications analogues des tracés électriques, car il doit certainement exister des différences de potentiel entre les diverses zones ventriculaires si la théorie de l'asystolie partielle est exacte.

A l'heure actuelle, il nous paraît assez difficile d'apprécier la valeur exacte de cette objection. On peut, tout d'abord, faire remarquer que d'après cette objection c'est la question de l'hyposystolie totale même qui revient en cause. Il semble pourtant bien que la théorie de l'hyposystolie totale n'est pas acceptable, car elle ne répond pas aux faits expérimentaux. On peut ensuite se demander avec Hering si la dérivation avec laquelle a été pris l'électrocardiogramme n'a pas son importance, et s'il n'apparaîtrait pas une alternance électrique en variant la dérivation. Peut-être aussi, d'après Mines, l'absence de modifications des ondes électriques serait-elle due à ce que dans chaque contraction le nombre des fibres asystoliques des diverses zones cardiaques varie de façon telle qu'il n'y a pas de changement dans la différence de potentiel électrique de deux zones entre elles.

Quoi qu'il en soit, il faut remarquer qu'assez souvent l'on a constaté des modifications de forme dans les complexes électriques de deux contractions consécutives. Bien plus, dans les électrogrammes proprement dits, qui paraissent devoir être plus sensibles que les électrocardiogrammes, il y a toujours des modifications alternantes au cours de l'alternance cardiaque. Les courbes de Hering (23), Fredericq (10), Mines (31), présentent de grandes différences entre deux contractions consécutives. En certains cas (Hering, Mines), il semble même que l'alternance électrique soit plus sensible que l'alternance mécanique. C'est ainsi que nous reproduisons ici un tracé de Mines où l'alternance électrique est apparue bien avant l'alternance mécanique. Mines explique le fait de la façon suivante : « La zone ventriculaire en alternance est trop petite pour que la force du ventricule en soit affectée de façon sensible, mais la situation de cette zone peut modifier la forme de l'électrogramme en modifiant le chemin suivi par l'excitation dans le syncitium myocardique. »

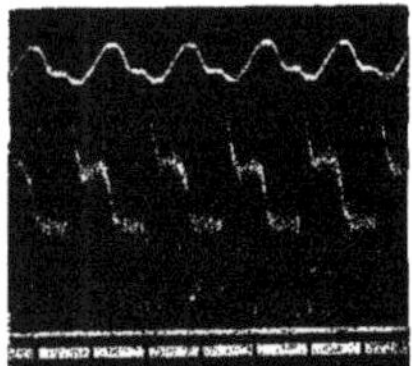

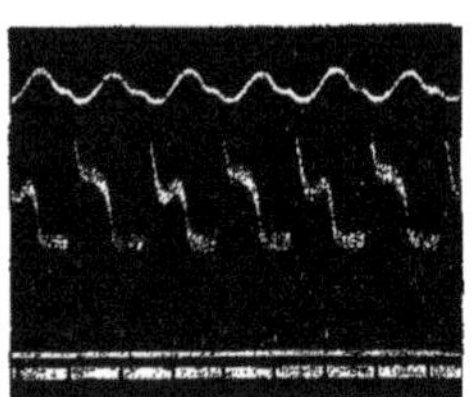

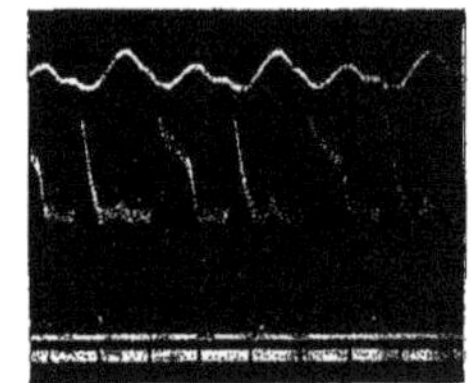

FIG. 66. — *Alternance électrique précédant l'alternance mécanique* (Mines). — Ces trois tracés, *a*, *b* et *c*, sont des fragments d'un même tracé. La courbe supérieure représente la courbe de suspension du ventricule; la courbe inférieure est l'électrogramme du même cœur. Dans le tracé *a*, on voit une alternance légère de forme des ondes électriques; la courbe mécanique de suspension ne présente aucune alternance. Dans le tracé *b*, l'alternance électrique est plus marquée, l'alternance mécanique commence à apparaître. Dans le tracé *c*, courbe mécanique et courbe électrique sont fortement alternantes.

B. — CRITIQUE DE LA PATHOGÉNIE DE WENCHEBACH

On sait que pour Wenchebach la différence de force des contractions du couple alternant est due à une différence des temps de repos du cœur. Mais pour expliquer la différence des temps de repos dans le cœur alternant, cet auteur se base sur la différence de force des contractions. Cette explication tourne donc dans un cercle vicieux dont on ne peut sortir qu'en admettant une irrégularité du rythme qui vient lancer et entretenir l'alternance. Ce fait a été bien mis en évidence par Rehfisch (134) qui, interprétant avec beaucoup de logique les paroles mêmes de F.-B. Hoffmann, a écrit la phrase suivante : « Ce sont des irrégularités durables qui régissent le rythme du pouls alternant. »

Quelle que soit la fréquence en clinique des accidents arythmiques, c'est là une condition quelque peu lourde pour la théorie de Wenchebach. On peut, en effet, assez souvent observer l'installation *spontanée* d'une alternance. De même, dans un très grand nombre de cas d'alternance continue, on ne voit pas survenir d'accidents arythmiques, dont l'apparition vienne entretenir l'alternance. Tout au moins leur apparition n'est pas assez fréquente pour expliquer la continuité de l'alternance, car dans l'alternance postextrasystolique le trouble ne se poursuit que pendant les quatre ou cinq premiers couples qui suivent l'extrasystole et les pulsations redeviennent rapidement égales.

Le principe même de la moindre durée de la systole de la contraction faible, sur lequel est en somme basée toute la théorie de Wenchebach, nous paraît d'ailleurs contestable. Nous ne croyons pas en effet que les résultats des expériences de F.-B. Hoffmann soient applicables à l'alternance. Mises à part certaines courbes de Cushny (5) et de A. Hoffmann (25), on ne voit ordinairement pas dans l'alternance de différence dans la longueur des systoles des deux contractions. Les tracés électriques, d'un si grand secours en pareille matière, sont à ce sujet absolument formels. Quant aux observations cliniques où Wenchebach notait à la simple auscultation une inégalité très nette des diastoles des contractions fortes et des contractions faibles et sur lesquelles il basait aussi son explication, il s'agissait malheureusement, ainsi que l'a montré Hering, de simple bigéminie avec repos compensateur.

Un dernier reproche a été fait par Belsky à l'explication de Wenchebach. Pour Belsky, si cette explication était juste, « on devrait observer toujours de l'alternance après un accident arythmique, qu'il s'agisse d'un cœur *sain* ou d'un cœur *hypodyname* ». Or l'on ne voit pas d'alternance après une extrasystole dans un cœur sain. Nous ne prenons pas à notre compte cette objection de Belksy, car d'après ce que nous savons de certains troubles cardiaques, notamment de certains troubles de conduction, cette condition de l'hypodynamie n'est pas faite du tout pour nous étonner.

C. — Parallèle entre les deux théories

Si maintenant nous abandonnons la critique des théories pour essayer, à leur lumière, d'expliquer quelques-uns des points les plus particuliers de l'alternance, il faut convenir que la théorie de Hering a une grande supériorité sur celle de Wenchebach. Sans être une preuve absolue, c'est tout au moins un excellent argument en faveur de cette pathogénie.

1° *L'alternance discordante de deux zones cardiaques voisines* (pointe et base par exemple) ne peut s'expliquer avec la théorie de Wenchebach, tandis qu'elle se comprend facilement avec la théorie de Hering. Selon toute probabilité, les fibres de la première zone sont devenues asystoliques alors que survenait une contraction impaire ; les fibres de la deuxième zone sont au contraire tombées en asystolie périodique au moment d'une contraction paire. Il est facile d'imaginer par quels processus pourra s'établir la concordance des alternances des deux zones.

2° *Le rapport inverse qui existe entre les deux ondes consécutives du pouls alternant* se conçoit assez mal avec la théorie de l'hyposystolie totale. Ainsi que le fait remarquer Hering (22), « c'est un paradoxe curieux que de voir que la forte contraction est d'autant plus grande que la petite contraction précédente a été plus faible ». En langage clair, le tracé signifierait donc que le cœur est d'autant plus fort qu'il a été auparavant plus faible ! La théorie de l'alternance, trouble de la phase réfractaire, « demande au contraire que la hauteur de chaque forte contraction varie en sens inverse de la faible contraction précédente » (Gaskell). C'est que toutes les fibres qui étaient asystoliques au moment de la petite contraction vont se contracter dans la contraction suivante.

La force de cette dernière sera par suite d'autant plus grande que le nombre des fibres asystoliques était plus élevé.

3° Il arrive parfois qu'*après une petite contraction survienne une extrasystole plus forte que cette contraction*. On ne peut ici arguer d'un temps de repos cardiaque plus long pour l'extrasystole que pour la petite contraction. Mais l'on conçoit facilement que dans une forte alternance les fibres qui étaient asystoliques au moment de la faible contraction soient assez nombreuses pour que, pouvant se contracter quelques instants plus tard, elles donnent alors une contraction de certaine importance.

4° *L'influence de la fréquence du rythme sur l'alternance* ne se comprend facilement qu'avec la théorie de Hering. Les plus malades en effet, dont la phase réfractaire est allongée, ne tombent en asystolie alternante que lorsque la valeur de leur phase réfractaire dépasse l'intervalle de deux excitations. Le nombre des fibres en asystolie alternante sera donc évidemment d'autant plus élevé que l'intervalle d'excitation sera plus court et vice versa. D'où l'augmentation de l'alternance ou sa diminution par l'accélération ou le ralentissement du rythme.

5° *L'influence des nerfs cardiaques sur l'alternance* trouve une explication facile dans la théorie de Hering. Nous avons déjà vu quels étaient les effets de ces influences ; nous allons maintenant les expliquer et cela nous sera facile malgré leur apparente complexité.

a) Le *vague* a sur le cœur trois influences d'après

Hering : α. Influence sur le rythme qu'il ralentit; β. Influence inotrope sur la force de contraction[1], qu'il diminue ; γ. Influence sur la phase réfractaire[1] qu'il allonge.

Par son influence sur le rythme le pneumogas

www.ingramcontent.com/pod-product-compliance
Ingram Content Group UK Ltd.
Pitfield, Milton Keynes, MK11 3LW, UK
UKHW020451200726
13857UKWH00002B/659

9 782011 953957